OS QUATRO NÍVEIS DA CURA

OS QUATRO NÍVEIS DA CURA

Shakti Gawain

GUIA PARA O EQUILÍBRIO DOS ASPECTOS ESPIRITUAIS, MENTAIS, EMOCIONAIS E FÍSICOS DA VIDA

Tradução
MARCELO BRANDÃO CIPOLLA

EDITORA PENSAMENTO
São Paulo

Título do original:
The Four Levels of Healing

Copyright © 1997 Shakti Gawain
Publicado originalmente em 1997 por Nataraj Publishing,
Mill Valley, Califórnia, EUA.

Edição	Ano
1-2-3-4-5-6-7-8-9	98-99-00

Direitos de tradução para o Brasil
adquiridos com exclusividade pela
EDITORA PENSAMENTO LTDA.
Rua Dr. Mário Vicente, 374 — 04270-000 — São Paulo, SP
Fone: 272-1399 — Fax: 272-4770
E-MAIL: pensamento@snet.com.br
http://www.pensamento-cultrix.com.br
que se reserva a propriedade literária desta tradução.

Impresso em nossas oficinas gráficas.

DEDICATÓRIA

A Kathy, por todos os anos de amizade dedicada, orientação, apoio e inspiração criativa.

Sumário

Agradecimentos 9

Introdução 11

Capítulo 1: Os Quatro Níveis da Existência 15

Capítulo 2: A Cura do Nível Espiritual 29

Capítulo 3: A Cura do Nível Mental 49

Capítulo 4: A Cura do Nível Emocional 75

Capítulo 5: A Cura do Nível Físico 97

Capítulo 6: Integração e Equilíbrio 125

Informações Suplementares 133

AGRADECIMENTOS

Agradeço a Kathy Altman por ter me estimulado a escrever este livro, pelas maravilhosas idéias, sugestões e críticas, bem como pelo trabalho de edição.

Agradeço à minha mãe, Beth Gawain, pelos proveitosos comentários.

A Mary Brewer, agradeço pela dedicação com que datilografou os originais, às vezes até tarde da noite.

Obrigada, Lora O'Connor, por fazer de tudo para dar forma final a este livro e levá-lo ao público.

E obrigada ao meu amor, Jim, pelo apoio carinhoso e por toda a sua ajuda.

Introdução

A época em que vivemos é profundamente marcada pelo entusiasmo e pelos desafios. A humanidade como um todo, e cada indivíduo, defronta-se com o fato de que o nosso modo costumeiro de viver já não funciona, nem para nós, nem para o nosso planeta.

Muita gente, à medida que desperta para esse fato, vê-se envolvida num processo de aprendizado bastante difícil, embora fascinante — o aprendizado da evolução pessoal e da evolução da consciência humana.

Não podemos mais seguir os caminhos aos quais estamos acostumados. A visão materialista da vida nos leva ao vazio espiritual e à insatisfação emocional, além de estar destruindo a Terra num ritmo bastante acelerado. As filosofias espirituais tradicionais, tanto as do Oriente como as do Ocidente, já não funcionam para muitos de nós; elas negam uma parte muito grande da experiência humana — os aspectos físicos e emocionais do nosso ser. Por fim, a obsessão da cultura ocidental pelo desenvolvimento intelectual e tecnológico deixou o mundo inteiro num perigoso desequilíbrio.

Para a nossa satisfação pessoal, precisamos encontrar um jeito de desenvolver e expressar todos os aspectos do nosso ser; e, para o bem de todos, precisamos aprender a viver na Terra com mais consciência.

Para tanto, é necessário que cada um olhe honestamente para si mesmo, reconhecendo as áreas de inconsciência na sua vida. Cada um deve aprender a curar as próprias feridas e a nutrir o próprio crescimento e desenvolvimento.

Muitos estão em busca de revelações, orientações práticas e meios exteriores que lhes facilitem esse processo.

Algo que me ajudou muito foi perceber que a vida tem quatro aspectos bem diferentes uns dos outros — o espiritual, o mental, o emocional e o físico. Cada uma dessas áreas precisa ser curada e desenvolvida de modo bem específico e, às vezes, bem singular.

Criei este livro atendendo aos muitos pedidos de uma obra escrita sobre este tema, pedidos que me foram feitos por pessoas que assistiram às minhas aulas e seminários e me ouviram falar dos quatro níveis da existência.

Grande parte do material escrito foi extraído da fita de áudio de mesmo nome e do meu livro *The Path of Transformation: How Healing Ourselves Can Change the World*. Além disso, incluí nesta obra várias partes que não constam de nenhuma outra fita ou livro.

O caminho da consciência não é um caminho fácil, mas, das coisas que nós podemos fazer, ele é a mais vivificante e compensadora. Espero que este livro o ajude no processo contínuo de desenvolver e equilibrar todos os aspectos da sua vida.

Com amor,
Shakti Gawain.

CAPÍTULO 1

Os Quatro Níveis da Existência

A vida humana tem quatro aspectos: os níveis espiritual, mental, emocional e físico da existência. Se quisermos encontrar equilíbrio, integridade e realização na própria vida temos de curar, desenvolver e integrar esses quatro aspectos dentro de nós mesmos.

O nosso aspecto espiritual é nossa essência interior, a nossa alma, a parte de nós que existe além do tempo e do espaço. Ele nos liga à fonte universal e à unicidade de toda a vida. O desenvolvimento da consciência do nível espiritual do nosso ser nos conduz a um sentimento de "sentir-se em casa" no universo, dá à nossa vida um sentido e uma finalidade mais profundos e um ponto de vista mais amplo que o da personalidade por si só. O nível espiritual proporciona uma base sobre a qual os outros níveis se desenvolvem.

O nosso aspecto mental é o nosso intelecto, a nossa capacidade de pensar e raciocinar. Ele consiste de nossos pensamentos, atitudes, crenças e valores. A mente pode ser o que temos de melhor, mas é também, às vezes, a nossa maior maldição. Ela pode nos afundar numa confusão terrível ou nos iluminar com um entendimento profundo. O desenvolvimento do nível mental do ser nos permite pensar claramente e manter a mente aberta, sem perder a capacidade de discriminar com inteligência. Nossa mente nos habilita a acumular conhecimento e sabedoria a partir da nossa experiência de vida e do mundo que nos rodeia.

Nosso aspecto emocional é a nossa capacidade de sentir a vida plenamente, de relacionar-nos com os outros e com o mundo no nível do sentimento. É aquela parte de nós que busca um contato significativo e uma ligação com os outros. O desenvolvimento do nível emocional do ser nos leva a sentir todas as nuances da experiência humana e a encontrar realização nos relacionamentos que estabelecemos conosco e com os demais.

Nosso aspecto físico é, evidentemente, o nosso corpo físico, e inclui também a capacidade de sobreviver e prosperar no mundo material. Desenvolver o nível físico do nosso ser inclui aprender a cuidar do nosso corpo e a aproveitá-lo para a nossa alegria. Envolve, além disso, desenvolver a capacidade de viver neste mundo com conforto e eficiência.

Os quatro níveis da existência são igualmente importantes. No final, não podemos nos dar ao luxo de descuidar de nenhum deles. Se quisermos sentir-nos íntegros e levar uma vida saudável e satisfatória, precisamos dedicar um certo tempo e atenção à cura e ao desenvolvimento de cada um desses aspectos.

A maioria de nós teve a oportunidade de desenvolver certas partes mais do que outras. Talvez nós tenhamos ativamente desencorajado a expressão de certos aspectos, ou simplesmente não soubéssemos como expressá-los.

Alguns níveis podem precisar de uma cura especial, porque fomos feridos ou sofremos um trauma naquela área. Você pode, por exemplo, ter sido forçado a abraçar certas crenças espirituais, que depois julgou inadequadas para você; como conseqüência, pode ter rejeitado em bloco o lado espiritual da vida. Isso pode ter causado uma ferida no nível espiritual, cuja cura virá se você desenvolver a sua maneira própria de se relacionar com o espírito. Se você não tem autoconfiança intelectual, pode ser que seja vítima de uma ferida no nível mental. Todos nós sofremos alguma espécie de decepção, mágoa ou dor, que nos deixaram emocionalmente feridos e necessitados de cura. Muitos de nós temos fraquezas físicas que exigem atenção especial. Podemos não ter confiança suficiente para obter sucesso no mundo material, e isso pode ser curado mediante o desenvolvimento de certas habilidades.

Não há uma única maneira correta de levar a cabo o processo de cura. Cada pessoa é singular e segue um caminho específico de desenvolvimento. Os quatro níveis podem ser desenvolvidos um por vez, em qualquer ordem, ou todos de uma só vez. Definitivamente, quem nos guia nesse processo é a própria vida.

Eu, por exemplo, nasci numa família extremamente intelectualizada e letrada, que valorizava enormemente o aspecto mental da vida. Por isso, o nível mental do meu ser foi desenvolvido desde muito cedo. Eu ia bem na escola e lia muito. Meus pais, ateus, deram-me poucas experiências do aspecto espiritual da vida. Por não ter sido criada dentro de nenhuma crença ou dogma religioso específico, comecei a buscar por mim mesma o significado e o propósito mais profundo da vida, o que me levou a ler e a estudar psicologia e filosofia.

Na faculdade, dei-me conta de que o excesso de intelectualidade me desequilibrava. O único curso que eu apreciava era o de dança, que me deixava sair de dentro da minha cabeça para sentir o corpo. Por fim, transferi-me para outra faculdade e me formei em dança; comecei, além disso, uma prática regular de hatha ioga. Foi esse um período em que me concentrei intensamente em desenvolver o aspecto físico do meu ser.

Por fim, minha busca de consciência me levou a estudar meditação, viajar pela Índia e pelo mundo afora, ler muitos livros de metafísica e assistir a inúmeros seminários de crescimento pessoal. Nessa época, concentrei-me sobretudo em desenvolver o aspecto espiritual de minha vida, refazendo a ligação com minha alma e desenvolvendo a capacidade de acreditar na minha orientação intuitiva interior e de segui-la. Foi então que escrevi meus dois primeiros livros, *Creative Visualization* e *Living in the Light*.

Depois de alguns anos de grande sucesso no trabalho, comecei a perceber que minha vida era muito infeliz no campo dos relacionamentos. O que eu queria era uma proximidade e uma intimidade mais sólida em todos os meus relacionamentos, e ansiava sobretudo por encontrar o homem certo com quem dividir a vida. Entrei, então, num período de vários anos durante os quais me concentrei na cura emocional profunda, reconhecendo os velhos hábitos derrotistas, livrando-me deles e desenvolvendo a capacidade de dar e receber amor de maneira mais sadia. Estou feliz por hoje poder dizer que minha vida é repleta de intimidade, e que me casei com um homem maravilhosamente amoroso (mas isso é tema para outro livro!).

Atualmente, na minha vida, trabalho nos quatro níveis. Às vezes preciso me concentrar mais em um deles do que nos outros; mas, de maneira geral, trabalho pelo equilíbrio e pela integração de todos. Tenho o hábito de escutar e seguir todos os dias a minha orientação espiritual interior, e meu trabalho nunca cessa de me desafiar a estimular no campo mental. Às vezes, retiro-me para uma terapia e trabalho com os níveis mais profundos de cura emocional; além disso, tento manter uma rotina de exercícios físicos, passeios ao ar livre, alimentação saudável e massagens.

Nessa jornada, cada pessoa tem um caminho único e singular e o seu próprio modo de proceder. Estamos todos numa caminhada evolutiva, mas a maioria de nós não percebe isso até chegar a uma certa época de despertar, quando começa a se dar conta de que a vida é uma escola e de que estamos todos envolvidos no processo de crescimento e aprendizado.

Esse despertar pode ocorrer em qualquer um dos quatro níveis, ou em todos eles. Uma pessoa pode ter uma experiência mística espontânea, ou uma experiência de "quase-morte", que a induza a explorar o lado espiritual da existência. Outra pode ser levada ao processo de cura no nível emocional; talvez devido a um divórcio ou uma outra crise qualquer, ela busca aconselhamento e começa a conhecer melhor o aspecto emocional do seu ser. Outra ainda pode "acordar" no nível mental, durante a leitura de um livro especialmente fascinante. Muita gente começa o processo do despertar no nível físico por causa de uma doença, de um vício ou simplesmente de uma vontade de viver de maneira mais saudável e harmônica. Assim, o processo consciente de crescimento pessoal pode começar em qualquer um dos níveis.

Depois de termos desenvolvido um aspecto, a própria vida nos leva a explorar outro. Há épocas em que trabalhamos em dois, três ou até quatro níveis ao mesmo tempo. Esses quatro níveis são inter-relacionados, e qualquer trabalho que façamos em um deles afeta todos os outros.

Muitos de nós se sentem particularmente atraídos por um ou dois dos quatro níveis e tendem a concentrar aí a maior parte da sua atenção. Uma conhecida minha, por exemplo, é atleta profissional e dirige a atenção sobretudo para o desenvolvimento físico. Um mecânico, amigo meu, é também um cozinheiro de primeira que adora a boa comida. A atenção dele também se volta principalmente para o plano físico.

Meu pai era o típico "professor desligado". A maior parte do tempo, a atenção dele estava voltada para o grau mais abstrato do plano mental, a ponto de ele se esquecer de onde estava e até das suas necessidades físicas.

Conheço muita gente que tende para um estilo de vida silencioso e contemplativo. Para eles, o aspecto espiritual da vida é a principal área de desenvolvimento.

Minha amiga Judy é uma esposa e mãe ultradedicada que concentra a maior parte da atenção no cuidado da família (nível emocional) e na administração da casa (nível físico), sentindo-se muito realizada com essas atividades.

Um homem de negócios de muito sucesso, que conheço, parece dedicar todo o seu tempo a administrar sua firma e a ganhar dinheiro, o que exige uma combinação dos aspectos físico e mental.

Certas pessoas são marcadas pelo destino para desenvolver em alto grau apenas um ou dois níveis. Todos temos áreas que se desenvolvem mais, mas a maioria das pessoas *precisa* desenvolver e equilibrar todos os níveis, ao menos em certo grau, para alcançar a verdadeira satisfação; do contrário, dia virá em que nos sentiremos vazios, presos, frustrados ou tristes.

Por exemplo, a pessoa que trabalhou e se desenvolveu muito nos níveis espiritual e mental, mas ignorou os níveis emocional e físico, pode ter idéias maravilhosas e visões magníficas, mas provavelmente terá dificuldades tanto para ganhar a vida quanto nos relacionamentos de trabalho, além de problemas de saúde. A pessoa fisicamente bem desenvolvida, mas que não desenvolveu os níveis emocional e mental, pode ser forte e saudável, mas terá dificuldade para exprimir seus pensamentos e sentimentos.

Por isso, para a nossa própria satisfação e realização, é importante examinar quais são as áreas de desequilíbrio em nossa vida e tomar medidas para desenvolver aqueles aspectos do ser que ainda não foram explorados nem plenamente expressos.

Como Trazer a Cura e o Equilíbrio para este Mundo

Também é importante perceber o quanto a nossa cultura e o nosso mundo estão desequilibrados no nível coletivo. A cultura ocidental moderna concentrou-se intensamente em desenvolver os níveis mental e físico. Em conseqüência, nossa tecnologia é extraordinária e fizemos avanços tremendos no plano físico. Mas, por outro lado, nós renegamos grandemente os níveis espiritual e emocional. Com isso, o mundo inteiro sofre de um desequilíbrio gravíssimo, e dificuldades pavorosas se manifestam em todos os níveis.

Espiritualmente, nossa cultura está, em grande medida, desligada de qualquer noção de finalidade ou propósito. Perdemos a ligação com a natureza e com o nosso senso de estarmos interligados a todos os outros seres. Esse vazio espiritual está no âmago da maior das crises sociais, políticas e ambientais que nos afligem.

Mentalmente, as antigas idéias, crenças e valores aos quais nos apegamos não nos servem mais. A maior parte dos sistemas governamentais, econômicos e religiosos, que são objeto da nossa crença e modelo da nossa conduta, estão caindo por terra e já não funcionam. A obsessão pela tecnologia, embora produtiva em muitos aspectos, afastou-nos do nosso coração e da nossa alma.

Emocionalmente, perdemos a noção de família e de comunidade, e o sentimento de "estar em casa". Temos graves crises sociais e emocionais, incluindo o alcoolismo, o uso de drogas, a depressão, a alienação e a violência.

Fisicamente, o planeta está superpovoado e poluído; os recursos naturais estão sendo consumidos e destruídos rapidamente.

Visto que somos todos partes da consciência coletiva da humanidade, todo trabalho de cura individual é transmitido para a consciência da massa. Isso significa que cada etapa evolutiva que alcançamos no processo de crescimento contribui para a evolução da humanidade em geral. Não se discute, portanto, a importância de trabalhar para desenvolver e equilibrar os quatro níveis, não apenas para a satisfação pessoal, mas também como contribuição para a cura do planeta.

Ao fazer esse trabalho, lembre-se sempre que os quatro níveis da vida são intimamente interligados e afetam uns aos outros. Quando usamos um dos níveis, damos apoio ao desenvolvimento de todos os outros. O fortalecimento do vínculo espiritual fornece a inspiração e a coragem necessárias para enfrentar a cura emocional profunda. O trabalho de cura emocional liberta energias contidas, que contribuem para desobstruir os níveis mental e físico. Quanto maior a sintonia com nosso corpo físico, maior a energia que sentiremos em todos os níveis.

O processo pode começar em qualquer um dos níveis, e os diversos domínios podem ser explorados em diferentes épocas da vida. A meta suprema é a integração de todos eles mediante o desenvolvimento e o equilíbrio de nós mesmos — espiritual, mental, emocional e fisicamente. Ao fazer isso, não só introduzimos harmonia e integridade em nossa própria vida, mas também ajudamos a levar a cura e o equilíbrio para o mundo como um todo.

Exercício: A Avaliação dos Quatro Níveis

Pense por alguns minutos sobre quais dos quatro aspectos você já desenvolveu e qual pode estar precisando de cura e expressão na sua vida.

Físico: Você é fisicamente saudável e ativo? Gosta do seu corpo e se sente confortável dentro dele? Está satisfeito com a sua sexualidade? Sente-se bem no mundo material? Você é pragmático, de "pés no chão", financeiramente estável?

Emocional: Você tem acesso aos seus sentimentos? É capaz de expressá-los adequadamente? Aceita sentir todo o espectro das emoções — não só o amor e a alegria, mas também o medo, a tristeza e a raiva — ou percebe que certas emoções o incomodam? É capaz de estabelecer limites adequados no relacionamento com as pessoas? É capaz de se relacionar de maneira íntima?

Mental: Você está satisfeito com o seu intelecto? É capaz de pensar e expressar-se com clareza? Você possui um sistema de crenças que lhe dê apoio e trabalhe em seu favor? Considera-se uma pessoa aberta a novas idéias, sem ser exageradamente impressionável?

Espiritual: Você se sente ligado à sua fonte espiritual? É capaz de passar algum tempo sozinho e em silêncio, apenas "sendo"? Tem um relacionamento firme com a sua sabedoria interior ou orientação intuitiva? Existem, por acaso, momentos em que você se sente unido a todas as coisas ou parte de um todo maior?

Talvez você constate que uma ou duas dessas áreas estão exigindo mais a sua atenção, ou que os quatro aspectos precisam de uma injeção de fôlego. Talvez você perceba que já está bastante desenvolvido e equilibrado em todos os níveis.

Se quiser, escreva por extenso as repostas a cada uma das perguntas anteriores e escreva também sobre como você está se sentindo em cada um dos quatro níveis neste momento da sua vida. Anote todas as idéias que lhe ocorrerem sobre o que você pode fazer para alcançar um desenvolvimento e um equilíbrio maiores. Não deixe, também, de anotar todas as resistências que se manifestarem em cada um dos níveis.

CAPÍTULO 2

A Cura do Nível Espiritual

No moderno mundo ocidental, muitos de nós se sentem profundamente desligados da nossa fonte espiritual. Nossa cultura, em sua busca de desenvolvimento físico e intelectual, parece ter perdido de vista a dimensão espiritual da vista.

Como pessoas, quando estamos desligados do nosso ser essencial e do espírito universal, nos sentimos vazios, perdidos e solitários; perdemos nosso senso de pertencer ao universo. Nossa vida perde todo o significado e sentido de finalidade que deveria justificadamente ter.

Inconscientemente, lutamos de várias maneiras para preencher esse vazio interior. Há quem se entregue à busca compulsiva de dinheiro, poder ou sucesso, ou anseie pelo relacionamento perfeito, que traria em si a felicidade e a realização; há quem caia em comportamentos viciosos, usando a comida, a bebida, as drogas, o trabalho, o sexo, o hábito consumista ou o jogo como meios para preencher o vazio e fugir da dor. Mais cedo ou mais tarde, descobrimos que nenhum desses métodos pode preencher um vazio que é fundamentalmente espiritual.

Como eu disse no capítulo anterior, esta não-ligação com o espírito é a raiz de grande parte dos nossos males sociais e culturais, bem como dos nossos problemas particulares. Enquanto cultura, nós nos sentimos e nos comportamos como se estivéssemos sozinhos na Terra e não tivéssemos relação nenhuma com os que nos precederam, com os que virão depois e até mesmo com as outras culturas e espécies de seres vivos que atualmente coabitam conosco neste planeta. O vício, a violência e os outros problemas sociais são sintomas de uma profunda alienação espiritual e emocional.

Os problemas que afligem o mundo refletem os conflitos e temáticas pessoais com que todos lidamos. Dado que a consciência coletiva é feita de indivíduos, os problemas coletivos só poderão ser resolvidos quando os indivíduos assumirem a responsabilidade da cura pessoal profunda. Não podemos esperar encontrar soluções eficazes e significativas para os problemas sociais se não estivermos dispostos nem formos capazes de fazer o trabalho pessoal de cura. O trabalho de consciência apresenta muitos desafios; às vezes, parece mais fácil tentar resolver problemas aparentemente "externos" com soluções externas. Embora essa atitude possa fazer parte do processo de solução, a cura verdadeira e duradoura só pode vir de dentro de cada um.

A razão pela qual falo primeiro da cura espiritual é que ela é o fundamento do processo de cura. A cura espiritual ocorre quando a pessoa encontra um modo de religar-se conscientemente com o seu ser essencial — a entidade sábia, amorosa, poderosa e criativa que nós somos na nossa essência.

Por meio dessa ligação com a nossa essência espiritual, começamos de novo a sentir nossa unicidade com todos os outros seres e com toda a natureza. Quanto mais nos ligamos a essa unicidade essencial, tanto mais experimentamos um sentimento de segurança, confiança e satisfação, um sentimento de sentir-nos em casa onde quer que estejamos. Em vez de ansiar pela totalidade e tentar encontrá-la fora de nós, sentimos que nosso vazio interior começa a ser preenchido por uma fonte interna.

Esse contato com nossa dimensão espiritual nos fornece um ponto de vista mais amplo a partir do qual ver a vida, seja enquanto indivíduos, seja enquanto partes da humanidade. Em vez de ficar envolvidos nos conflitos e frustrações cotidianas da personalidade, vemos tudo a partir do ponto de vista da alma. Capazes de contemplar o quadro maior da vida na Terra, compreendemos cada vez mais o motivo pelo qual estamos aqui e o que estamos fazendo. Isso nos ajuda a situar os problemas cotidianos no seu devido lugar e encontrar para a vida um significado e um propósito mais profundos.

O desenvolvimento da consciência espiritual constrói uma base a partir da qual podemos atingir mais facilmente os outros níveis da cura. Sem a habilidade para fazer essa ligação espiritual interior, pode ser dificílimo, ou mesmo impossível, encontrar a inspiração, o conhecimento e a força necessários para enfrentar as dificuldades e os desafios da cura nos outros níveis.

Como ocorre a cura espiritual? Para alguns, ela começa de repente e de modo surpreendente, com algum tipo de experiência mística espontânea, tal como uma experiência de "quase-morte", uma visão ou um sonho ultravívido. O despertar espiritual freqüentemente acontece em meio a uma crise física ou emocional extrema, quando as preocupações mais superficiais se desvanecem, deixando apenas a experiência daquilo que há de mais profundo. Muitos viciados começam a ligar-se a um poder superior por simples desespero. Há quem entre em contato com a dimensão espiritual por causa de uma doença, sua ou de algum ente querido. O nascimento de um bebê pode ser, para os pais, o catalisador de uma experiência profunda do milagroso. Até mesmo o ato de estar sozinho num lugar pacífico, silencioso e retirado pode desencadear uma experiência espiritual.

Para muitos de nós, o despertar espiritual não é algo que ocorre de inopino ou espontaneamente, mas é algo pelo qual se anseia e que se cultiva deliberadamente por meio de práticas espirituais regulares, tais como a meditação ou a oração. A ligação espiritual pode desenvolver-se aos poucos, ao longo de vários anos.

No decorrer da história, muitos seres humanos usaram um ou outro tipo de substância psicotrópica para ter acesso à dimensão espiritual. Na minha geração, muita gente teve uma primeira experiência do espiritual pelo uso da maconha, do LSD e de outras drogas. Embora a droga possa ser um meio muito poderoso para revelar o nível espiritual do ser, ela é também perigosíssima. A droga pode até ajudar alguém a encontrar o caminho da consciência mais ampla, mas o verdadeiro desafio está em encontrar esse caminho sempre de novo, sem depender de ajuda externa. Infelizmente, muitos sucumbem à tentação de continuar usando a droga como uma muleta, o que leva à dependência e ao vício e acaba por afastar cada vez mais a pessoa da própria alma, em vez de aproximá-la.

Qual é a melhor maneira de cultivar a cura e o desenvolvimento espiritual? Por meio de qualquer atividade que nutra a alma. É preciso que cada um comece a prestar atenção para descobrir o que melhor o alimenta, nesse sentido.

Sempre que conseguimos concentrar a atenção, a consciência e a energia no momento presente, permanecendo plenamente dentro de nós mesmos, começamos a ter acesso à dimensão espiritual e nela somos envolvidos por um sentimento de ligação, unicidade e fluxo. Tudo o que fazemos de todo o coração nos serve de alimento espiritual.

Nossa cultura ocidental dá grande valor ao "fazer". Ensinam-nos que devemos ser tão ativos, centrados e produtivos quanto possível. A maioria se sente culpada quando não se dedica a algum tipo de atividade produtiva, quer física, quer mentalmente. Quando não estamos fazendo algo de obviamente tangível, temos medo de estar perdendo o nosso precioso tempo.

Quando — e se — relaxamos, sentimos que temos de nos divertir sem parar, preenchendo o tempo e o espaço com o rádio, a televisão ou outras distrações.

Pouco valor se dá à pura e simples experiência de "ser". Ela não é vista como uma energia importante por si própria, mas como a falta de algo. Não obstante, o "ser" é tão importante quanto o "fazer". A não-compreensão deste fato é a raiz dos maiores problemas que nos acometem.

O tempo de "ser" permite que a pessoa descanse e se recomponha, desligando-se do mundo exterior e voltando-se para dentro, onde pode entrar em contato consigo mesma. A capacidade de simplesmente ficar em silêncio por algum tempo é o portal das dimensões mais profundas. É necessário entrar no domínio do ser para ligar-se profundamente ao espírito.

A cura espiritual entra na nossa vida quando encontramos um modo de entrar em contato regularmente com esses aspectos mais profundos de nós mesmos. Isso implica o desenvolvimento de uma prática espiritual que funcione e o compromisso de dedicar-nos a ela regularmente.

Como Encontrar uma Prática Espiritual

Para alguns, a prática espiritual pode ter como um de seus elementos um tempo de meditação silenciosa, quer solitária, quer em grupo; pode incluir a participação num rito eclesiástico ou em algum tipo de atividade inspiradora. No entanto, não é necessário que a prática espiritual seja religiosa no sentido tradicional. Ela pode consistir em qualquer atividade ou ritual que nos ajude a ter a experiência direta da nossa essência espiritual, mesmo que apenas por breves instantes.

Grande número de pessoas encontra sua ligação espiritual principalmente pelo contato com a natureza. Nem sempre essas pessoas têm consciência disso. Elas só sabem que adoram estar ao ar livre e que isso as faz sentir-se empolgadas ou tranqüilas. Muitas se sentem atraídas por um tipo específico de atividade ao ar livre e sentem que essa atividade as revigora de um modo que vai além do mero gozo físico e emocional.

O mundo natural é cheio de energia vital. Quanto menos desenvolvida ou agitada for a região, maior será essa energia. O tempo passado num ambiente natural apóia e reforça nossa ligação com nossa natureza interior. Por isso, se você mora na cidade, um simples passeio no parque pode ser uma renovação espiritual. Uma caminhada pela floresta ou pelas montanhas, sentar-se em silêncio numa pedra ao lado de um rio, nadar no mar ou simplesmente contemplá-lo, podem ser momentos profundos de cura espiritual.

Muitas vezes, quando saímos para apreciar a natureza, vamos acompanhados de um amigo ou grupo de amigos e não paramos de conversar. Embora isso seja divertido e proveitoso em vários sentidos (suprindo, talvez, nossas necessidades emocionais e mentais), pode nos afastar do aspecto espiritual do momento. Por isso, se você se sente atraído pela natureza como elemento de uma prática espiritual, considere a possibilidade de, às vezes, sair sozinho. Mesmo quando for acompanhado, você pode reservar algum tempo para ficar só, ou sugerir que todos passem juntos alguns momentos de silêncio.

Embora a prática espiritual comumente seja associada ao silêncio e à imobilidade, ela também pode se manifestar no movimento. A verdade é que muita gente encontra sua ligação espiritual pela atividade física, como correr, andar de bicicleta ou dançar. Se você for uma pessoa muito ativa nos planos físico ou mental, e tiver dificuldade para parar ou relaxar para praticar a meditação na posição sentada, tente a meditação em movimento. Uma das melhores formas de meditação em movimento de que tenho conhecimento é a forma ensinada por Gabrielle Roth, em seu trabalho com os cinco ritmos da vida. Esses cinco ritmos formam uma onda — começando com o Fluxo, crescendo no Staccato, atingindo o auge no Caos, aliviando-se no Lírico e chegando a um estado tranqüilo na Imobilidade. (Para obter mais informações sobre o trabalho de Gabrielle, consulte Informações Suplementares, no final deste livro.)

Encontre uma atividade física de que você goste e dedique a ela toda a sua energia e toda a sua atenção. A certa altura, você poderá sentir-se como se estivesse dentro de um fluxo, sendo movido por um poder superior, unido com a vida em si; poderá também ter uma experiência de grande paz, inspiração ou clareza. Depois de um período de atividade física intensa, muitas pessoas são mais capazes de relaxar e praticar a meditação silenciosa.

Outra forma de prática espiritual é a expressão criativa. Muita gente entra em contato profundo consigo mesma por meio do desenho, da pintura, da escultura, da ceramística, da escrita, do canto, da música ou da dança. Se você sente o anseio forte de dedicar-se a uma dessas formas de expressão, dê a si mesmo a oportunidade de explorá-la. Lembre-se sempre de que você o está fazendo para o seu próprio bem e satisfação; por isso, não importa se você é ou não "bom" naquilo que faz, segundo um critério comparativo exterior. Não tenha medo de não revelar nada dessa atividade a ninguém, se isso o fizer sentir-se melhor. Há três livros excelentes sobre a prática criativa: *Write From the Heart*, de Hal Bennett, *The Artist's Way*, de Julia Cameron, e *Life, Paint and Passion*, de Michell Cassou e Stewart Cubley.

Na verdade, tudo o que se faz pode ser uma prática espiritual, desde que a atenção seja concentrada de tal modo que permaneçamos plenamente presentes, em contato com nós mesmos. Limpar a casa, lavar a louça, tirar a neve da rua, levar o cachorro para passear ou qualquer outra atividade cotidiana pode ser uma experiência de paz ou libertação se for usada como meio de fixar-se no momento presente.

Eis mais algumas sugestões de rituais diários ou semanais que podem vir a tornar-se partes da sua prática espiritual:

- Pare, entre dentro de si e peça orientação interior por alguns minutos ao acordar e em outros momentos no decorrer do dia.

- Comece ou termine o dia com alguns minutos de ioga, tai-chi ou outra disciplina física e espiritual.

- Passe alguns instantes em oração ou em silenciosa gratidão antes das refeições.

- Tome uma ducha fria de manhã bem cedo.

- Entre numa banheira quente, à luz de velas, ao fim do dia.

- Regue as plantas ou o jardim com a consciência de que você lhes dá o alimento físico e eles, em troca, lhe dão a beleza e o alimento espiritual.

Um amigo meu passa um dia da semana em silêncio. Todos sabem que esse é o seu dia de descanso, no qual ele descansa a voz, a mente e o corpo e ouve sua voz interior. Se você não puder fazer isso por um dia inteiro, comece com uma ou duas horas por semana, numa manhã, tarde ou noite em que você possa ficar sozinho, com a mente tranqüila e nenhuma distração exterior — nada de telefone, televisão, visitas ou responsabilidades familiares.

Outra conhecida minha não é membro de nenhuma religião institucionalizada, mas deixa sempre o domingo livre para prestar atenção às próprias necessidades e para viver espontaneamente. Esse ato de libertar-se de obrigações e de planos permite que ela renove o seu ser interior e compensa a agenda movimentada que ela tem durante a semana.

Um músico, amigo meu, pára por um momento antes do seu estudo musical cotidiano e agradece à sua fonte espiritual pelo dom da voz e pela capacidade de fazer música.

Para mim, a prática espiritual mais importante consiste em ter desenvolvido o hábito diário de fazer contato com a minha orientação intuitiva interior e ter aprendido a confiar nela e agir segundo os seus ditames a cada momento da minha vida. Para conhecer melhor esta prática, leia meu livro *Living in the Light*, cujas referências encontram-se em Informações Suplementares, no final do livro.

Há quem use oráculos como o I Ching e o Tarô para que sejam lembrados de sua sabedoria interior, bem como para vê-la refletida no seu íntimo. O melhor é aquilo que funciona para você! Só não se esqueça de encaixar alguma forma de renovação e inspiração espiritual regularmente na sua vida. A prática espiritual regular cura e regenera todos os níveis do ser — não só a alma, mas também o corpo, as emoções e a mente.

Exercício: Meditação de Orientação Espiritual

A meditação é uma maneira de aproveitar o tempo para tomar consciência dos pensamentos, sentimentos e sensações corpóreas, permitindo que alcancemos um nível mais profundo de ser no qual podemos entrar em contato com a nossa essência espiritual. Eis uma meditação simples que você pode, se quiser, transformar numa prática regular. Sugiro que você leia a meditação inteira antes de começar.

Em primeiro lugar, encontre um lugar que você possa estabelecer como seu lugar próprio de retiro espiritual. Escolha um lugar dentro da sua casa, ou perto dela, para que você possa chegar lá facilmente. Se esse lugar puder ser ao ar livre, rodeado de beleza natural, ótimo; mas o mais importante é que seja silencioso, tranqüilo e confortável. Pode ser uma área do quintal, um cômodo ou o canto de um cômodo. Torne-o especial, escolhendo uma cadeira, uma almofada ou um tapete que você só use para meditar. Certifique-se de que não poderá ser interrompido por pelo menos quinze minutos, ou mais tempo, se possível.

Encontre uma posição confortável, quer sentado, quer deitado. Se preferir se deitar, o melhor é deitar-se de costas, com o corpo esticado, talvez com uma almofada sob os joelhos, se isso tornar a posição mais confortável para você.

Se preferir se sentar, sente-se com as costas tão eretas quanto possível, apoiadas no encosto da madeira, com os pés apoiados no chão. A coluna reta e o corpo bem apoiado facilitam o relaxamento profundo do corpo e o bom fluxo de energia.

Depois de se acomodar, feche os olhos e comece a relaxar. Respire profundamente algumas vezes, enchendo os pulmões de ar. A cada expiração, sempre lenta, pense que o corpo inteiro está relaxando.

Respire fundo mais algumas vezes e, a cada expiração, relaxe o corpo tão profunda e completamente quanto possível. Concentre-se por alguns minutos em inspirar e relaxar durante a expiração.

Deixe a consciência viajar pelo corpo, desde o alto da cabeça até a sola dos pés, e procure notar se há algum lugar do corpo que pareça contraído ou tenso. Se houver, dirija a atenção para essa área, inspire fundo e, expirando lentamente, imagine que toda a tensão e todo o excesso de energia vão saindo do seu corpo. Imagine que essa área está ficando cada vez

44

mais leve e relaxada. Inspire fundo de novo e, ao expirar, imagine que todo o seu corpo está profundamente relaxado e que a energia circula livre.

Agora, inspire fundo de novo e, ao expirar, relaxe a mente. Deixe que os seus pensamentos se dissipem como nuvens no céu. A cada novo pensamento que surgir na mente, dê-lhe atenção e deixe que ele se vá. Deixe-o ir-se com o vento, como uma nuvem. Quando aparecer o próximo pensamento, dê-lhe atenção e deixe-o ir-se também. Sempre que você perceber um pensamento, deixe que ele seja como uma nuvem afastando-se no céu azul. Neste momento, não há nada a que sua mente precise se apegar. Largue tudo. Deixe que a mente fique cada vez mais lenta, silenciosa e calma, como a água de um lago; tão tranqüila que nem uma só onda lhe agite a superfície. Lembre-se de continuar com o corpo relaxado e respirando fundo.

Inspire fundo de novo e, ao expirar, faça com que sua consciência comece a circular bem no fundo de você mesmo. Vá circulando um pouco mais fundo a cada expiração, até aninhar-se no lugar mais silencioso que você encontrar dentro de si, no mais profundo âmago do seu ser. Então, deixe-se descansar nesse lugar silencioso em que você não tem nada a fazer, nenhum lugar aonde ir — só permanecer em silêncio.

Cada pessoa tem, naturalmente, uma ligação com a sua essência espiritual. É possível entrar em contato com a sabedoria do espírito nesse lugar interior e profundo. Não se trata de algo separado de nós; é só a parte mais profunda de quem nós realmente somos.

Quando estiver preparado, pergunte ao seu espírito se ele tem alguma mensagem a lhe transmitir, algo de que ele queira lembrá-lo ou alertálo. Então, permaneça em silêncio. Procure notar se algum pensamento, sentimento ou imagem surge em resposta a essa pergunta. Confie no que aparece, desde que lhe pareça correto. Vá com calma; não se preocupe se não entender nada. Apenas considere a resposta por algum tempo.

Se você tem algum problema específico, algo em que precisa de ajuda, peça aquilo de que precisa. De novo, permaneça em silêncio, procure notar qualquer coisa que lhe surja na mente e permaneça com essa resposta. Quando nada parece surgir, tudo bem. Não ligue. Esteja apenas atento, porque a resposta pode vir mais tarde, talvez de alguma outra forma. Se surgir algo, permaneça com o que lhe vier. Depois, fique em silêncio e apenas exista. Demore nisso o quanto quiser.

Quando se sentir pleno, agradeça ao seu ser espiritual. Peça toda a ajuda de que necessitar. Se você achar conveniente, assuma o compromisso de entrar dentro de si com a maior freqüência possível a fim de cultivar o relacionamento com seu próprio espírito e aprender a ouvir tudo quanto a sua orientação interior lhe disser.

Agora, tome novamente consciência do seu corpo e procure perceber como você está se sentindo. Procure notar se o seu corpo parece diferente do que era antes da meditação. Sem abrir os olhos, tome consciência do ambiente que o rodeia. Sinta e perceba o que há à sua volta. Quando estiver preparado, abra os olhos lentamente.

Ao abrir os olhos e voltar ao mundo exterior, veja se você é capaz de conservar o sentimento de ligação com o mundo interior. Essa ligação com o interior é como a raiz da árvore da sua vida. Se pudermos nos lembrar de que nossas raízes se aprofundam no nosso mundo espiritual interior, isso pode ser o fundamento de tudo em nossa vida.

Quando estiver pronto, espreguice-se devagar. Levante-se e toque a vida adiante.

Às vezes, ao fazer essa meditação, poderá parecer-lhe que nada aconteceu. Às vezes, certos pensamentos ou sentimentos o assediam a ponto de não o deixarem relaxar. Isso é normal e natural. Depois de praticar a meditação regularmente por algum tempo, provavelmente ficará cada vez mais fácil entrar num estado mental relaxado e silencioso. Se não, você pode tentar ouvir uma fita de meditação, fazer um curso de meditação ou técnica de relaxamento, ou tentar um outro tipo de prática espiritual.

Eis algumas técnicas que vêm se mostrando úteis para aprender a relaxar a fim de praticar a meditação: concentrar-se na respiração (sentar-se de olhos fechados e procurar notar a respiração na sensação que o ar provoca ao entrar e sair das narinas); dançar ao som de uma música de que você goste, até começar a suar; sentar-se em silêncio e concentrar a atenção num objeto tal como uma flor, a chama de uma vela, um som; cantar, batucar ou ouvir uma música calma e repetitiva.*

---

* Muitas meditações e práticas espirituais simples e poderosas constam do livro *Coming Home: The Return to True Self*, de Martia Nelson (ver Informações Suplementares).

CAPÍTULO 3

A Cura do Nível Mental

O nível mental da vida engloba o intelecto, as idéias, as crenças e a filosofia básica de vida. Para clarear e curar o nível mental, precisamos tomar consciência dos nossos padrões de pensamento e dos sistemas de crença que estão por trás deles. Precisamos aprender sobre outras idéias até que, por fim, nos tornemos capazes de escolher conscientemente quais são as crenças, valores e filosofias que mais fazem sentido para nós e promovem nossa evolução consciente.

Com as primeiras influências da família, da religião, da escola, da cultura e das experiências de vida, todos adotamos certas crenças sobre o mundo e atitudes perante ele. Grande parte dessas crenças são inconscientes; não conhecemos aquilo em que cremos. É como se víssemos o mundo através de óculos coloridos, sem sequer saber que os estamos usando; nós achamos que o mundo tem aquela cor. Se tomamos consciência de que estamos usando óculos, podemos optar por tirá-los e ver o mundo de maneira totalmente diferente. Do mesmo modo, se tomarmos consciência das nossas crenças mais profundas, poderemos fazer uma escolha consciente das idéias, atitudes e expectativas que adotamos.

Uma história muito engraçada, contada por Deepak Chopra, ilustra o modo pelo qual as crenças controlam a vida. Quando um domador de elefantes indiano começa a treinar o animal, ele acorrenta uma das patas de trás do bicho a uma grande árvore. Em pouco tempo, o elefante se acostuma tanto à corrente que já não tenta se libertar. Então, o domador começa a usar uma corrente mais fina. No fim, o elefante fica tão condicionado a essa situação que uma reles cordinha amarrada à sua perna o impede de fugir. Na verdade, não é a cordinha que o retém; é a crença de que está preso.

Como no caso do elefante, nossos sistemas de crença determinam a maneira como vemos o mundo, e nossa tendência é a de sempre interpretar e recriar o mundo baseados nas crenças que temos sobre nós mesmos, as outras pessoas e o mundo em geral. No entanto, à medida que nós amadurecemos e vivemos novas experiências, as crenças que esposamos podem ser desafiadas por novos pontos de vista. A cada momento de nossa vida, estamos envolvidos num processo contínuo de analisar e fazer evoluir nossa filosofia, mesmo que não tenhamos consciência disso.

Para tomar consciência das suas crenças mais profundas, preste atenção aos seus pensamentos, notando especialmente aqueles pensamentos crônicos e repetitivos que lhe cruzam a mente. Se puder, comece a anotar quais são as suas crenças e pensamentos repetitivos. Esse ato simples, mas profundo, colabora para trazê-los à consciência. Uma conversa sobre esse assunto com um terapeuta ou com um amigo pode ajudar você a começar a libertar-se de sistemas de crença fossilizados. Sempre que você notar um pensamento recorrente, pergunte a si mesmo de onde ele veio. Será que você o assimilou dos seus pais, ou de outra pessoa com quem conviveu na infância? Qual é a principal crença em que esse pensamento se baseia?

À medida que você for adquirindo mais consciência dos seus padrões de pensamento e sistemas de crenças, reconhecerá que alguns deles colaboram com o seu crescimento e bem-estar, ao passo que outros o limitam ou interferem com o seu trabalho de criar satisfação e realização na vida.

À medida que tomamos consciência de nossas crenças mais profundas, aquelas que não nos servem começam a dissolver-se automaticamente, ao passo que as crenças que nos apóiam lançam raízes mais fortes. No final deste capítulo há um exercício de identificação das regras interiores que poderá ajudá-lo neste processo.

Para que haja equilíbrio, integração e bem-estar na vida, o nível mental tem de amparar os outros três níveis da existência e harmonizar-se com eles. Precisamos ter uma filosofia espiritual que nos dê um ponto de vista amplo e nos ajude a encontrar o sentido da vida; precisamos compreender e aceitar nossas emoções, o que nos ajuda a amar a nós mesmos; precisamos, enfim, saber como cuidar do corpo de maneira sadia.

Se você acredita, por exemplo, que o corpo físico é inferior à essência espiritual e não merece o seu cuidado nem a sua atenção, você está apegado a uma atitude mental que provocará conflitos e mal-estar no seu ser como um todo. Mas quando você se reeduca para compreender a importância e o valor do corpo físico e começa a dar-lhe o cuidado que lhe cabe, começa então a sentir o equilíbrio e harmonia tomando conta do seu ser como um todo.

No processo de aquisição de consciência, estamos permanentemente entrando em contato com novas idéias, filosofias e pontos de vista e comparando-os àqueles já adotados por nós. Aos poucos, começamos a nos desfazer das idéias antigas e restritivas, conservando aquelas que ainda nos servem bem e incorporando as idéias novas que sejam expansivas, profundas e revigorantes.

Eu, por exemplo, costumava acreditar que não havia nada que eu pudesse fazer para mudar as circunstâncias da minha vida; que eu não tinha, em suma, poder para transformá-las. Então, aprendi a noção de que a minha experiência da realidade é criada por mim mesma.* Achei essa idéia muito mais poderosa, e por fim resolvi adotá-la. Quando o fiz, comecei a viver no mundo de maneira muito diferente e percebi que eu realmente tinha grande poder sobre as circunstâncias da vida.

Cresci e fui criada na crença de que eu escolheria uma determinada carreira e passaria muitos anos na faculdade para alcançar meus objetivos. Mas, depois de quatro anos de faculdade e um bacharelado, eu ainda não sabia exatamente o que queria fazer! No processo de busca, descobri uma nova filosofia: se eu acreditasse na minha orientação intuitiva e nos meus impulsos criativos e os seguisse, minha vida se desdobraria de maneira muito interessante rumo à realização. Depois que comecei a

---

* Para uma explicação e discussão desse conceito, ver meu livro *The Path of Transformation*.

seguir esse sistema de crenças, desenvolvi uma carreira fascinante e extremamente bem-sucedida — e, no fim, nunca mais voltei à faculdade.

Os Mal-Entendidos Mais Comuns

Muita gente, especialmente dentre os envolvidos com a Nova Era, é cheia de confusões acerca do processo de cura do nível mental. Pensam eles que devem praticar incessantemente o chamado "pensamento positivo", usando essa técnica para bloquear os "pensamentos negativos", com medo de que os pensamentos negativos possam magoá-los. É possível que, em certa época, eles tenham mergulhado profundamente em pensamentos e sentimentos negativos; agora, sentindo-se mais positivos, eles se negam a reconhecer toda e qualquer negatividade, com medo de voltar a cair na perspectiva sombria. Por isso, negam ou reprimem todos os pensamentos negativos e concentram-se somente nos positivos.

Para algumas pessoas, isso funciona muito bem por certo tempo; mas, a certa altura, todos os pensamentos e sentimentos reprimidos vêm à tona de uma maneira ou de outra. Os pensamentos são padrões de energia que têm de dirigir-se para algum lugar; eles não desaparecem só porque você quer que eles desapareçam. É por isso que muita gente que tenta praticar o pensamento positivo se surpreende ao descobrir que os esforços para se livrar do pensamento negativo acabam piorando a situação. Em vez de ter cada vez menos pensamentos e sentimentos, essas pessoas se vêem cada vez mais atoladas neles. Eis um resultado muito previsível da excessiva fixação no positivo.

Lembre-se de que o primeiro passo de qualquer processo de cura consiste em reconhecer e aceitar o que está acontecendo agora. Ninguém cura seja o que for tentando bloquear o problema ou livrar-se dele ou fingindo que ele não existe. A cura acontece quando aceitamos que esse algo existe e procuramos tomar consciência das outras opções possíveis. Por isso, é preciso reconhecer e aceitar como partes do nosso ser os chamados pensamentos negativos, e, ao mesmo tempo, conhecer e desenvolver outras idéias e pontos de vista que abram possibilidades maiores. Também isto só se aprende com a prática e deve ser encarado como um objetivo a ser atingido a longo prazo.

Outra falácia comum na Nova Era é a idéia de que é possível mudar a vida inteira mediante a simples mudança dos pensamentos. É verdade que tomar consciência dos pensamentos e deixar que eles mudem naturalmente é parte importante da cura; mas o nível mental é apenas um dos quatro aspectos da vida. A mudança profunda só vem quando se trabalha para desenvolver e integrar os quatro níveis.

Muitos acham que pensamentos e sentimentos são a mesma coisa. Eles juntam tudo na palavra "mente" — por exemplo, quando se fala em corpo, mente e espírito. Acham que, mudando os pensamentos, mudam também os sentimentos. A verdade é que pensamentos e sentimentos, embora interligados, são muito diferentes. A mudança do modo como se pensa a respeito de uma coisa não muda imediatamente os sentimentos. Discutiremos isso mais a fundo no próximo capítulo, em que trataremos do nível emocional.

A Cura do Crítico Interior

Um dos maiores problemas que muita gente percebe no nível mental é a presença de um "crítico interior" superativado — uma voz lá dentro que não pára de falar sobre o quanto você faz de errado, reafirma constantemente o nada que você é, diz que você é pior que os outros, etc. A verdade é que esse problema tem suas raízes no nível emocional, mas se manifesta no nível mental pela repetição de pensamentos de autocrítica.

Se você tem um crítico interior forte, ele pode tornar sua vida um inferno por não parar de fazer comentários negativos sobre tudo o que você faz. Isso pode impedi-lo de expressar-se livremente, de explorar sua criatividade, de experimentar coisas novas e de correr os riscos que a vida exige. Em última análise, o crítico interior pode levá-lo a sentir-se desnecessariamente fraco e deprimido.

Felizmente, é possível tomar consciência plena do crítico interior, trabalhar com ele e, por fim, transformá-lo de inimigo em aliado. Hal e Sidra Stone fizeram um trabalho maravilhoso para ajudar as pessoas a curar o crítico interior (além de ajudá-las a tomar consciência de muitas outras vozes que todos têm dentro de si). Seu livro *Embracing Your Inner Critic: Turning Self Criticism into a Creative Asset*, e as fitas de áudio *Meet Your Inner Critic* e *Meet Your Inner Critic II* são de extremo auxílio (ver Informações Suplementares).

~

Vários Tipos de Inteligência

Há quem tenha sido ferido no nível mental por ter ouvido, durante toda a infância, os outros chamarem-no de burro, ou por ter sido comparado a um irmão ou colega de classe e considerado inferior. Além disso, muitas meninas recebem a mensagem direta ou indireta de que as mulheres são menos inteligentes do que os homens, ou de que a inteligência é supérflua ou indesejável no sexo feminino.

Outro problema é que muitas pessoas mais intuitivas, que usam mais o lado direito do cérebro, não se dão bem no nosso sistema escolar voltado para a lógica e para o hemisfério esquerdo. Essas pessoas podem chegar à conclusão errônea de que não são muito espertas, quando na verdade têm um tipo diferente de inteligência.

As pessoas que sofreram esses tipos de traumas na infância podem chegar a negar, a desmerecer ou duvidar do próprio intelecto. Nesse caso, o processo de cura mental envolve o reconhecimento do tipo de inteligência que se tem, aprendendo a confiar nela.

A sociedade em que vivemos só tende a reconhecer e a recompensar um ou dois tipos de inteligência. Mas o fato é que existem várias outras espécies de inteligência, e todas são igualmente úteis e importantes.

No livro *Frames of Mind: The Theory of Multiple Intelligences*, Howard Gardner apresenta a hipótese de que cada ser humano tem pelo menos sete tipos nitidamente diferentes de inteligência. Cada uma dessas sete inteligências tem como base uma área diferente do cérebro e é relativamente independente das demais; além disso, desenvolve-se e cresce no seu próprio ritmo.

Gardner qualifica as sete inteligências da seguinte maneira:

- *Inteligência Lógico-Matemática.* A capacidade de organizar, quantificar e compreender os símbolos numéricos, a abstração e a lógica.

- *Inteligência Lingüística.* A capacidade de compreender e usar a linguagem.

- *Inteligência Espacial.* A capacidade de perceber o mundo físico e imaginar como as coisas se encaixam.

- *Inteligência Somatocinestética.* A capacidade de usar o corpo de maneiras altamente diferenciadas e habilidosas — como dançarino, atleta ou mímico, por exemplo.

- *Inteligência Musical.* A capacidade de reconhecer e reproduzir os tons, ritmos e padrões musicais.

- *Inteligência Intrapessoal.* A capacidade de entrar em contato com os próprios sentimentos e o próprio senso de "eu".

- *Inteligência Interpessoal.* A capacidade de perceber os sentimentos e qualidades alheias e de comunicar-se com as outras pessoas e influenciá-las.

Cada pessoa é melhor em certos tipos de inteligência do que em outros. Cada tipo de inteligência indica os dons que recebemos e que devemos distribuir. Ironicamente, nós somos os últimos a reconhecer nossos talentos e capacidades; somos cegos para o que temos de melhor. Temos um gênio bem dentro da nossa casa, mas ele nos parece "normal".

Seria interessante pedir a um amigo íntimo que lhe diga quais são, na opinião dele, os seus pontos fortes e capacidades. Também é bom tentar identificar o tipo de inteligência predominante nas outras pessoas, a fim de se familiarizar com a variedade dos dons que os seres humanos recebem.

No final deste capítulo, há um exercício que pode ajudá-lo a reconhecer e a desenvolver suas capacidades singulares.

Curiosamente, conheci várias pessoas que constataram que o fato de terem voltado a freqüentar a escola depois de adultas foi um forte elemento de cura. Um amigo meu, que jamais terminara o colegial, estudou e passou no exame de equivalência ao colegial com a idade de 37 anos; depois, foi para a faculdade, formou-se e recebeu o grau de mestre no campo de estudos que escolheu. Não é preciso dizer que essa experiência o fortaleceu muitíssimo.

Muitos outros amigos e alunos meus voltaram para a faculdade para terminar um curso ou estudar outra matéria. Hoje em dia, há diversos programas excelentes de educação de adultos, tanto nas faculdades convencionais quanto em instituições alternativas. Um adulto, que está em contato consciente com os seus impulsos íntimos e sabe em que direção quer caminhar, pode ter uma experiência da vida escolar muito diferente da pessoa mais jovem, e essa diferença pode mudar toda a maneira pela qual você vê a si mesmo e à sua vida.

Por outro lado, se você não tem nenhuma vontade de submeter-se a esse tipo de educação, a volta à escola pode ser uma triste reprise de tudo o que já aconteceu com você. Se você sente que precisa de algum tipo de estrutura que dê apoio ao seu desenvolvimento mental, mas não tem atração nenhuma pela educação tradicional, procure possibilidades alternativas. Peça ajuda à sua orientação interior e experimente todas as opções que lhe parecerem interessantes.

Exercício: Como Tomar Consciência das Suas Regras Interiores

Os sistemas centrais de crença costumam se manifestar na nossa vida na forma de regras que nós, consciente ou inconscientemente, procuramos seguir. Se você identificar claramente essas regras e trabalhar com elas, terá uma capacidade maior de determinar quais delas são apropriadas para você. Eis aqui dois exercícios que o ajudarão a conhecer as regras interiores que mais influenciam a sua vida. O primeiro é um exercício escrito; o segundo é uma meditação orientada. Leia todo o texto da meditação antes de submeter-se ao processo. Para o exercício escrito, você precisará de papel e lápis. Sente-se num lugar onde possa escrever confortavelmente. Escreva cada um dos títulos seguintes na parte de cima de páginas separadas, deixando o resto da página em branco:

- Espiritual
- Social/Relacionamentos

- Trabalho/Escola
- Corpo

Você deve ter quatro folhas de papel, cada uma contendo na parte de cima um desses títulos.

Primeiro, vamos examinar as principais regras e crenças que você aprendeu quando criança. Algumas delas podem ter-lhe sido ensinadas diretamente pelos seus pais, avós, professores ou por outras figuras de destaque. Outras terão sido absorvidas indireta ou inconscientemente a partir da observação do comportamento alheio, por dedução ou pela assimilação da cultura em que você foi criado. Lembre-se de não atribuir um valor às regras, chamando-as de boas ou más. Somente arrole as que você conseguir lembrar.

Lembre-se de quando você era criança. Quais foram as regras espirituais que você aprendeu? Eis alguns exemplos: *"Você deve rezar todos os dias"* e *"Faça aos outros o que você gostaria que eles lhe fizessem."*

Na folha intitulada "Espiritual", escreva todas as regras ou crenças que você aprendeu sobre a espiritualidade quando criança. Leve para isso o tempo que julgar necessário. Se quiser, continue acrescentando regras à lista ao longo de vários dias.

Na segunda folha, intitulada "Social/Relacionamentos", arrole as regras que você aprendeu sobre o bom comportamento social. Por exemplo: *"Não corra nem fale alto dentro de casa"*, ou *"As crianças devem ser vistas, mas não ouvidas."* Além disso, o que você aprendeu como sendo a maneira correta de relacionar-se com os outros? Por exemplo: *"Nunca desrespeite os sentimentos dos outros"*, ou *"Os homens são primariamente responsáveis por ganhar a vida; as mulheres são primariamente responsáveis por cuidar das crianças e da casa."*

Demore nisto o quanto você quiser. Não hesite em acrescentar regras à lista. Talvez seja bom conversar com outro membro da família para reavivar a memória.

Na próxima folha, intitulada "Trabalho/Escola", escreva todas as regras que você aprendeu sobre o trabalho e a escola. Por exemplo: *"Trabalhe duro e tire boas notas"*, ou *"A boa edu-*

cação é a única maneira de subir na vida", e assim por diante.

Na folha intitulada "Corpo", escreva todas as regras que você aprendeu sobre aparência física, alimentação, higiene, esportes, brincadeiras e sexualidade. Este campo tem muitas subcategorias; por isso, vá com calma. Pode ser que tenham lhe ensinado a famosa máxima de que todos tanto gostam: *"Sempre use roupas de baixo limpas, para o caso de você sofrer um acidente."* Talvez tenham-lhe dito: *"Nunca deixe comida no prato; lembre-se das crianças que passam fome, nos países pobres."* Muitas mulheres aprenderam que deviam permanecer virgens até o casamento. Pense em cada uma das subcategorias do capítulo "Corpo" e escreva todas as regras de que você se lembra ter aprendido quando criança. Use tantas folhas de papel quantas forem necessárias.

Depois de completar essa lista, comece a examinar as regras que o orientam *hoje em dia*. Algumas delas podem ser idênticas às que você aprendeu na infância. Outras podem ser diferentes, ou mesmo opostas. Usando o outro lado das folhas, ou outras folhas, refaça o exercício, categoria por categoria. Desta vez, escreva todas as regras segundo as quais você tenta viver hoje. Leve para isso o tempo que for necessário. Depois de escrever todas as de que conseguir se lembrar, releia a lista inteira e desenhe um asterisco ao lado daquelas que realmente ainda funcionam para você. Em outras palavras, escolha as regras pelas quais você ainda se orienta e que o guiam num caminho positivo.

Depois de marcar com um asterisco as regras que atualmente funcionam bem, leia de novo a lista e marque com um "x" todas as regras que parecem excessivamente duras, restritivas, dogmáticas ou difíceis de cumprir; marque também aquelas em que você não acredita mais.

É bem possível que algumas dessas regras não sejam mais necessárias nem estejam em harmonia com as suas verdadeiras necessidades. Revendo as regras marcadas com um "x", escolha uma qualquer, de qualquer uma das categorias, que você gostaria de emendar ou revogar. Escreva, em lugar dela, uma nova crença que você gostaria de seguir.

Digamos que você siga a regra de terminar todo o trabalho que tem a fazer antes de relaxar ou divertir-se, e digamos que essa regra esteja fazendo com que você trabalhe demais e se divirta de menos. Eis uma maneira de reescrevê-la:

"Não tem problema relaxar, divertir-se e deixar um pouco de trabalho para ser feito depois."

Para cada uma das categorias — Espiritual, Social/Relacionamentos, Trabalho/Escola, Corpo —, escolha duas regras, marcadas com asterisco, que você quer tomar como normas de vida, e lembre-se de adotá-las conscientemente. Além disso, reveja as regras marcadas com "x" e escolha duas de cada categoria que você queira redefinir ou abandonar de vez. Se quiser, reescreva-as como eu reescrevi a do exemplo acima.

Exercício: Meditação das Novas Crenças

Eis uma meditação para ajudá-lo a inserir essas novas regras a sua vida. Leia o texto inteiro da meditação antes de fechar os olhos e começar o exercício.

Coloque-se numa posição confortável, sentado ou deitado. Se preferir sentar-se, mantenha as costas retas e bem apoiadas e os pés bem plantados no chão. Se quiser se deitar, deite-se de costas de maneira confortável; se preferir, ponha uma almofada sob os joelhos para aliviar a tensão nas costas. Antes de fechar os olhos, pense numa das regras ou crenças que você quer incorporar em sua vida.

Agora feche os olhos, inspire fundo e, ao expirar, relaxe o corpo. Inspire fundo de novo e, ao expirar, relaxe-o um pouco mais. Continue inspirando fundo e, a cada expiração, relaxe o corpo tão profunda e completamente quanto possível, aliviando-se de todas as tensões. Deixe o corpo o mais relaxado possível.

Continue respirando fundo; a cada expiração, relaxe a mente e deixe que os pensamentos se dissipem. A cada pensamento novo que surgir na mente, deixe-o ir embora. Diminua o ritmo da mente.

Dirija a consciência para um lugar bem silencioso no interior de você mesmo e descanse tranqüilo nesse lugar.

Quando estiver preparado, lembre-se de uma nova crença que você quer criar para si mesmo. Por exemplo: *"Quando confio na minha intui-*

ção e faço o que ela diz, minha vida se desenrola da melhor maneira possível." Recite-a para si mesmo com lentidão, firmeza e clareza. Repita-a diversas vezes. A cada vez, pense nela, sinta-a e afirme para si mesmo que essa nova crença pode ser firmemente incorporada à sua vida.

Agora, imagine como você se sentiria e como se comportaria seguindo essa nova crença. O que mudaria na sua vida se você agisse a partir dela, colocando-a no lugar da velha? Faça disso uma imagem mental; senão, simplesmente sinta-o ou pense no assunto. Imagine que essa crença já seja verdadeira para você. Não importa que você não consiga visualizar claramente o que é ter essa crença. A simples intenção já é suficiente.

Quando estiver preparado, tome novamente consciência de seu corpo. Como ele está se sentindo? Procure notar quais partes do corpo estão relaxadas e quais precisam de alongamento por terem ficado um pouco rígidas ou doídas. Antes de abrir os olhos, procure perceber o ambiente em que você está; depois, abra os olhos devagar e volte totalmente ao ambiente.

Depois de se levantar, tome papel e lápis ou use o seu diário para anotar quaisquer pensamentos, imagens, ou impressões que lhe tenham ocorrido durante a meditação. Pode ser que você não os compreenda, mas não tem problema. Não avalie esses pensamentos, sentimentos e imagens — anote-os, apenas. Pode ser que, num futuro próximo, quando você reexaminar essas notas, elas lhe dêem idéias incríveis.

Sou da opinião que você deve fazer esta meditação várias vezes, com uma boa parte das novas crenças que você formulou. O melhor é fazê-la nos próximos dias ou semanas, pois as crenças ainda estão novinhas em folha. Escolha uma crença, faça a meditação e anote os pensamentos, sentimentos e imagens que surgirem. Lembre-se que, quando você medita, o que está operando é a mente não-racional; por isso, não se obrigue a compreender de imediato todas as mensagens.

Exercício: Como Redescobrir Seu Tipo Natural de Inteligência

Pense sobre os vários tipos de inteligência que foram arrolados um pouco antes neste capítulo e sobre outras espécies de inteligência que você observou por si mesmo. Quais os tipos de inteligência que predominam em você? O fato é que você pode ter uma combinação única e singular das várias inteligências mencionadas, mais uma ou duas que pode ter descoberto por si mesmo.

Para perceber a própria inteligência, lembre-se das atividades que mais lhe agradavam na infância. Você gostava de:

- Explorar a natureza?

- Ler?

- Inventar histórias?

- Brincar com os animais?

- Brincar de teatro?

- Desmontar os brinquedos para ver como funcionavam?

- Esportes?

- Música?

- Outros interesses? Quais eram?

Faça uma lista das coisas que você faz bem ou gosta de fazer. Inclua também as coisas que você gostava de fazer quando criança, mas às quais não pôde mais se dedicar por falta de tempo ou por ter perdido contato com aquela realidade. Há algo de comum entre elas? Siga esse fio condutor. Ele o levará ao seu próprio tipo de inteligência.

À medida que você vai percebendo a sua inteligência, é possível que perceba que também foi estimulado, desencorajado, desprezado ou encorajado na sua área de maior interesse. Se teve experiências negativas relacionadas com a sua inteligência natural, comece agora mesmo a reafirmar suas capacidades, reconhecendo que o seu dom natural e sua inteligência singular se voltam para aquelas atividades e para aquela área específica de interesse. Há uma razão para você ter-se sentido atraído por aquelas coisas na infância. A bússola interior que o guiou naquela direção raramente erra, se é que alguma vez isso acontece.

Se precisar curar os seus dons, procure meios para começar a desenvolver os primeiros interesses. Busque adquirir conhecimento e habilidade nessa área fazendo cursos, conhecendo pessoas que fizeram carreira no campo do seu interesse, lendo mais a respeito e — o que talvez seja o mais importante — começando você mesmo a praticar, agora.

Comece a seguir o que diz o coração, sabendo que os interesses da infância são indicadores confiáveis do seu verdadeiro dom. Busque uma maneira de obter experiência prática. Se na infância você gostava de escrever, comece a escrever um diário, faça um curso ou leia um livro sobre o tipo de trabalho a que você gostaria de se dedicar, como roteiros de cinema, romances ou dissertações filosóficas. Se você sempre se interessou por máquinas, encontre uma máquina velha e desmonte-a. Se a sua paixão está em trabalhar com outras pessoas, aliste-se como voluntário numa instituição de caridade, voltada talvez para uma faixa etária que o atraia especificamente, como a primeira infância ou a terceira idade. Esse envolvimento direto não só reaviva e reafirma os seus interesses e a sua "inteligência natural", como também o ajuda a trazer à realidade concreta as partes mais importantes do seu ser que estavam perdidas.

CAPÍTULO 4

A Cura do Nível Emocional

Muitos de nós se agradam de trabalhar no nível espiritual e a maioria não se incomoda de explorar o domínio mental, pois vivemos numa sociedade que dá um enorme valor ao mentalismo. Entretanto, muitos ficam perplexos quando chegam àquele nível que começa a exigir a cura emocional. A maioria sente medo da hipótese de trabalhar profundamente as emoções. Temos medo de avivar antigas dores e de, talvez, sucumbir a elas; ficamos a imaginar qual seria a utilidade de prestar atenção às questões emocionais não-resolvidas e aos sentimentos incômodos. Não percebemos, enfim, que a cura emocional vai nos eximir de arrastar a dor e o sofrimento conosco pelo resto da vida.

Fazemos parte de uma cultura que desconhece espantosamente as emoções e não dá o mínimo valor aos sentimentos. A verdade é que a imensa maioria das pessoas, velada ou abertamente, aprende a ter medo das emoções — esses sentimentos imprevisíveis, irracionais, perigosos e que devem ser mantidos sob rigoroso controle. Todos aprendemos, num ou noutro grau, a esconder e a negar os sentimentos — até para nós mesmos. Fomos condicionados a enterrar a maioria dos sentimentos bem lá no fundo e a só mostrar ao mundo aquilo que parece seguro, e isto, na maioria das vezes, não é de natureza emocional.

As crianças assimilam muitas mensagens do tipo *"Não há motivo para sentir-se assim"*, *"Não se anime tanto"* ou a clássica *"Menino (ou menina) grande não chora."* Há pouco tempo, um amigo meu — adulto — estava me contando que, quando o seu pai morreu, a mãe pediu que ele não chorasse no enterro, pois isso seria sinal de fraqueza! As atitudes que nos foram ensinadas lançam raízes profundas na psique. Esse caso ilustra toda uma herança de repressão que a mãe do meu amigo recebera e que estava passando adiante.

O que geralmente aprendemos é a não sentir nenhuma emoção com muita intensidade — mesmo o amor ou a alegria —, para permanecer distanciados e controlados. Insiste-se especialmente em que não devemos sentir nem reconhecer as chamadas emoções "negativas" — medo, tristeza, mágoa, raiva e desespero.

A maioria das pessoas aprendeu a reprimir os sentimentos, mas algumas têm o problema oposto: são facilmente dominadas pelas emoções e têm dificuldade para manter o equilíbrio emocional. Levam sobre os ombros as emoções reprimidas das pessoas que as rodeiam, sentindo e expressando os sentimentos dos outros, além dos seus próprios. Ainda outros só sentem uma emoção — a raiva, talvez, ou o medo — e deixam que ela determine sua reação a tudo o que os rodeia. Todos esses são sintomas de desequilíbrio emocional que precisam ser curados.

Infelizmente, muitas filosofias espirituais tradicionais e sistemas de crença da Nova Era reforçam a tendência de reprimir certas emoções, encorajando seus seguidores a elevar-se acima delas ou tentar concentrar-se em sentimentos mais aceitáveis, como o amor incondicional. Já ouvi muitos "mestres" espirituais aconselhar as pessoas a "esquecer" a raiva e outros sentimentos ditos negativos. Infelizmente, eles nunca explicam exatamente o que a pessoa deve fazer para "esquecer", e os alunos ficam buscando em si as razões pelas quais vêem-se incapazes de fazer com que todos os seus sentimentos negativos desapareçam num passe de mágica. Nos casos em que ainda existe uma sombra de método, ele geralmente consiste no seguinte: Ponha esse sentimento de lado e se concentre num sentimento ou acontecimento mais positivo. Ou então o estudante é encorajado a identificar-se somente com o aspecto espiritual do seu ser, visto como o "eu verdadeiro", e a encarar a personalidade inteira, com seus sentimentos e emoções, como o "falso eu", ou o ego a ser superado.

Esses métodos não passam da boa e velha negação maquiada para parecer mais bonita. A negação das emoções é perigosa e destrutiva para a psique humana, porque o que se procura rejeitar e eliminar é um aspecto essencial do ser humano. Em última análise, nenhum desses métodos funciona, nem pode funcionar. Como eliminar parte da essência do nosso ser? Além disso, essa idéia também causa um conflito intenso dentro da pessoa — a parte que não quer ter os sentimentos contra a parte que de fato os tem. A verdade é que é impossível negar, controlar ou tentar mudar os sentimentos mediante esse método sem causar, por fim, um prejuízo emocional muito maior.

Todas as Nossas Emoções São Importantes

Os sentimentos são uma parte profunda e importantíssima da nossa vida, e devem ser respeitados e honrados. Não há emoção intrinsecamente má ou negativa. Aquilo que se chama negativo é aquilo que não é compreendido, aquilo de que se tem medo.

As emoções são um aspecto significativo de nossa experiência humana, e existem por um motivo específico. Em vez de rejeitá-las ou evitá-las, temos de descobrir o dom que cada uma delas traz em si. Elas são mensagens que recebemos, chamando a nossa atenção para algo que devemos conhecer.

Se você está triste, esse sentimento pode estar querendo dizer que você precisa de algo. Se você reconhecer o sentimento e perguntar-lhe o que ele tem a dizer, ele poderá levá-lo à consciência direta da sua necessidade. A tristeza pode estar lhe dizendo que é hora de você chorar pela perda de algo ou de alguém. As lágrimas são o rio da vida, a corrente caudalosa que leva em suas águas o velho para abrir espaço para o novo. Diz um antigo provérbio: *"Para cada lágrima caída, mais um dia de vida."*

A raiva pode ser uma proteção quando nos sentimos magoados ou com medo; pode também ser um meio de recuperar o nosso poder, depois de o termos desprezado ou delegado a alguém. Quando bem manejada, ela pode nos ajudar a sermos seguros de nós mesmos, a falar aquilo que julgamos ser a verdade e a estabelecer limites.

É evidente: todos sabem que às vezes pode ser altamente danosa e destrutiva, e é por isso que tanta gente tem medo dela. Mas a verdade é que, de modo geral, a raiva se manifesta de maneira violenta por uma dentre duas razões: 1) Depois de ter sido contida e reprimida por muito tempo, ela enfim (ou periodicamente) explode de maneira violenta; 2) Ela é habitualmente usada pela pessoa para disfarçar e esconder os sentimentos mais profundos e vulneráveis, como o medo, a tristeza e a mágoa. Felizmente, é possível curar esse mal e aprender a expressar a raiva de maneira nítida, adequada e não-violenta.

O medo é uma emoção que muitos se esforçam para eliminar ou, pelo menos, esconder. No entanto, ele tem uma importante função — avisa-nos do perigo ou da dificuldade de algo para levar-nos a prestar atenção, avaliar a situação e escolher a ação mais adequada. Se eliminássemos totalmente o medo, provavelmente faríamos coisas perigosíssimas e talvez fatais. É claro que há gente esmagada e dominada pelo medo; a solução não consiste em eliminá-lo totalmente, mas levá-lo ao equlíbrio.

É muito difundida, na Nova Era, a idéia de que o medo é o contrário do amor; por isso, para sentir amor, seria necessário livrar-se do medo. Eu, de minha parte, diria que é preciso amar o medo, isto é, aprender a aceitar o medo como um aspecto válido do ser. Quando nos tornamos realmente capazes de aceitar a nós mesmos com todas as nossas emoções e nossos sentimentos, sentimos por nós mesmos o verdadeiro amor incondicional, que nos libera para sentir amor e compaixão pelos outros. Quando não estamos internamente lutando contra nós mesmos, tentando vencer nossas emoções, desenvolvemos, por fim, uma atitude de plácida auto-aceitação; isso permite que nos abramos para a nossa essência espiritual e a integremos em nossa existência humana.

A vida é feita de paradoxos. Para sentir algo plenamente, é preciso sermos capazes de sentir plenamente o oposto desse algo. Para nos sentirmos fortes, é preciso que aceitemos a nossa própria fraqueza. Para nos sentirmos poderosos, é preciso que reconheçamos nossa própria vulnerabilidade. Para sentir profunda alegria, é preciso abraçar a tristeza. No livro *O Profeta*, Kahlil Gibran escreveu um verso belíssimo: *"Quanto mais fundo a tristeza calca o teu ser, mais alegria és capaz de conter."*

As emoções mudam constantemente, como o tempo; e, como acontece em relação ao tempo, é inútil tentar controlar as emoções. Devemos, ao contrário, aprender a apreciar todos os sentimentos e estados de espírito. Assim como é possível agradar-se de um dia ensolarado ou de uma tempestade, assim também é possível encontrar beleza na alegria e na tristeza.

As emoções são aquilo que sentimos quando a força da vida passa através de nós. Quando não sentimos plenamente os sentimentos nem deixamos que eles passem por nós de maneira natural, a energia vital que eles contêm aloja-se no nosso corpo. Isso causa inúmeros problemas em todos os níveis — emocional, mental, espiritual e físico. Depois de aconselhar milhares de pessoas, posso dizer, com certeza, que as emoções bloqueadas são uma das principais causas, ou pelo menos um fator importante, da maioria das doenças físicas. Por isso, a cura emocional pode ser uma parte importante da cura física.

A aceitação das emoções permite que elas sejam sentidas. Quando aprendemos a comunicá-las de maneira construtiva e adequada, elas passam por nós de modo fácil e natural. Isso estimula o livre fluxo da energia vital pelo corpo físico, trazendo a cura física e emocional.

Sentimentos reprimidos = energia bloqueada = doença física e emocional

Sentimentos sentidos = livre fluxo da energia = saúde e bem-estar físico e emocional

Diferença entre Pensamentos e Sentimentos

Um dos primeiros passos para a cura do nível emocional é aprender a distinguir entre o que se pensa e o que se sente. Muitas vezes, quando ouvimos a pergunta *"Como você se sente quanto a isso?"*, respondemos algo do tipo: *"Acho, ou penso, que é uma boa idéia."*

O que você sente quanto a algo e o que você pensa a respeito podem ser coisas muito diferentes. Mesmo crendo racionalmente que algo faz sentido, é possível que esse algo o deixe infeliz.

Digamos que alguém lhe ofereça um emprego. Na sua mente, a idéia parece ótima, mas ela o deixa emocionalmente insatisfeito. Talvez você se sinta intimidado pela pessoa que lhe ofereceu o emprego; talvez a mudança de emprego venha a acarretar um grande tumulto emocional, que você não tem certeza de que quer enfrentar. É importante reconhecer e dar o devido valor aos dois níveis de verdade — o mental e o emocional. Deixe que o paradoxo penetre em você por algum tempo. Peça à sua orientação intuitiva que lhe mostre o próximo passo. Geralmente, esse processo leva à clareza.

Como eu já disse, muitos mestres espirituais confundem os níveis emocional e mental, ou agrupam-nos num só nível, fundindo-os no termo genérico "mente". No entanto, os dois níveis são muito diferentes. O ser humano começa a sentir muito tempo antes de desenvolver a mente racional. Nossos pensamentos estão muito mais ligados à mente e à vontade consciente, ao passo que nossos sentimentos vêm de um lugar mais profundo, menos racional.

Até certo ponto, podemos escolher conscientemente nossos pensamentos; mas quanto aos nossos sentimentos, nossa única escolha é quanto ao modo de lidar com eles. Podemos optar por negar nossos sentimentos, expressá-los indiscriminadamente ou reconhecê-los conscientemente e trabalhar com eles. Se você está zangado com alguém, pode fingir que está tudo bem — isso seria uma mentira. Pode gritar com a pessoa, bater nela ou atirar coisas — e você estaria cedendo à sua necessidade de se expressar. Pode, por fim, reconhecer para si mesmo e, se for adequado, para a outra pessoa, que você está zangado, magoado, e passar um tempo realmente sentindo essas emoções. É interessante: em geral, quando você permite que o sentimento tenha livre curso em seu interior, não tem tanta necessidade de expressá-lo para a outra pessoa.

Se um sentimento é de fato forte demais, é bom falar com um amigo ou terapeuta antes de decidir qual é a melhor ação — se houver uma — a ser empreendida.

O Trabalho da Cura Emocional

Eis a essência da cura emocional: conhecer o que você está sentindo, ser capaz de comunicar honestamente o sentimento a pelo menos mais um ser humano e ouvir essa pessoa reagir com empatia, dizendo, por exemplo: "Eu compreendo." Isso faz com que saibamos que não estamos errados nem loucos por sentir o que sentimos, e que não estamos sozinhos nessa experiência.

As crianças têm sentimentos muito fortes e precisam de que as pessoas reconheçam esses sentimentos e reajam a eles de maneira adequada. Precisam, por exemplo, ouvir frases como "Eu entendo que você está muito chateado" ou "Sei que você está triste". Em essência, as crianças precisam que os pais, familiares, professores e o mundo em geral reflitam e aceitem os seus sentimentos. Elas precisam ter certeza de que têm direito a ter sentimentos, de que os sentimentos não são maus nem errados. Precisam, enfim, sentir que os outros as compreendem e se compadecem delas quando elas têm sentimentos fortes; sentir que podem ter a sua própria experiência sentimental. Por melhores que sejam os pais — e eles sempre dão tudo de si — , as crianças inevitavelmente são vítimas de algum grau de mágoa, maltrato ou negligência emocional. Sendo tão vulnerável na infância, o ser humano é profundamente ferido por essas experiências e as carrega dentro de si pelo resto da vida, ou até fazer um trabalho consciente de cura emocional.

No trabalho de cura emocional, aprendemos a dar de nós mesmos e a receber dos outros aquilo que não recebemos quando criança; aprendemos a aceitar e a sentir todos os nossos sentimentos e, sempre que for necessário, a comunicar esses sentimentos de maneira que os outros nos compreendam. O caminho da cura emocional se abre quando há pelo menos uma pessoa disposta a nos ouvir, compreender e simpatizar conosco.

Se costumamos negar ou engolir nossos sentimentos, o melhor é ter um lugar seguro e um guia experimentado (um terapeuta ou conselheiro profissional) que nos ajude a começar a conhecer nossas emoções, a senti-las e a expressá-las. Depois, precisamos desenvolver um método para continuar à altura dos nossos sentimentos, reconhecendo-os e sentindo-os assim que eles se manifestam.

É importante entrar em contato com as necessidades que estão por trás dos sentimentos e aprender a comunicá-las eficientemente. Por trás da maioria das emoções estão as necessidades básicas de amor, aceitação, segurança e auto-estima. Precisamos conhecer a criança vulnerável que vive dentro de nós e aprender a ser para ela o pai amoroso de que ela necessita. Se queremos ter acesso a todas as possibilidades do nosso ser nesta vida, temos de trabalhar para curar as feridas emocionais da infância e da adolescência.

Algumas pessoas têm medo de que a exploração das feridas emocionais da infância equivalha a jogar a culpa nos pais ou em outras pessoas, e não estão dispostas a fazer isso. É verdade que, no processo de cura emocional profunda, é importante reconhecer para si mesmo quaisquer sentimentos fossilizados de mágoa, ressentimento e atribuição de culpa, a si mesmo e aos outros. O toque de mágica está em que, uma vez que esses sentimentos são reconhecidos e sentidos num ambiente seguro e acolhedor, eles geralmente se dissolvem ou mudam para sentimentos de aceitação, compaixão e perdão.

É freqüente que as pessoas queiram pular direto para o perdão, sem antes sentir as emoções mais incômodas. Isso, às vezes, é eficaz, mas em muitos casos trata-se de um perdão forçado, cosmeticamente espalhado sobre emoções não-resolvidas, que costumam voltar à tona num momento posterior. Quando esses outros sentimentos são reconhecidos e trabalhados, o perdão acontece automaticamente.

A certa altura do processo de cura emocional, pode ser necessário entrar em contato direto com as pessoas envolvidas. Trata-se de uma questão que varia de indivíduo para indivíduo; cada situação é diferente. A pessoa em questão, ou as pessoas (pais, outros membros da família, ex-cônjuge, etc.) podem já ter morrido, ou podem ser totalmente avessas à idéia de ouvir você falar dos seus sentimentos. Nesse caso, um modo eficaz de completar o processo de cura pode ser escrever uma carta longa e honesta, que você não chega a mandar; ou lembrar-se da pessoa em questão durante a meditação e imaginar que você está comunicando a ela tudo o que tem a dizer. Muitas vezes, depois de você ter passado pela parte mais profunda do processo de cura emocional, as circunstâncias dos seus relacionamentos mais importantes mudam drasticamente sem que nada precise ser dito. Às vezes, a certa altura, você sente a necessidade de sentar-se com alguém e ter uma conversa franca a fim de esclarecer o passado.

A cura emocional profunda leva tempo. Não pode ser apressada nem forçada. Precisa desdobrar-se no seu próprio ritmo, e às vezes são necessários vários anos para dar conta dos níveis mais profundos. Felizmente, a cada camada curada, a vida fica mais satisfatória, gratificante e leve.

Como Conseguir Apoio

A maioria das pessoas precisa de ajuda e apoio para passar pelo processo de cura emocional profunda. Para algumas, esse apoio pode se manifestar na forma de uma boa família e de amigos amorosos; em certo momento, porém, pode ser necessária uma ajuda mais capacitada e objetiva, na forma de um terapeuta ou de um grupo de apoio.

Muitas pessoas têm medo e vergonha de procurar a ajuda de um terapeuta ou conselheiro profissional, e isso não é de admirar. Os filmes de Hollywood invariavelmente apresentam os terapeutas como idiotas ineficazes ou manipuladores ardilosos. Nosso condicionamento cultural nos manda ser auto-suficientes e ter tudo sempre sob controle; por isso, é vergonhoso e indigno pedir ajuda. Há quem se julgue "esperto o suficiente para destrinchar a coisa por si mesmo". Como eu já disse e sublinhei, é impossível curar as feridas emocionais por meio do pensamento. Enquanto seres humanos, todos nós precisamos de ajuda, às vezes. É sinal de força e coragem reconhecer quando se precisa de ajuda e procurar as pessoas indicadas. Eu mesma já fiz terapia várias vezes na vida, quando precisava de um apoio especial para trabalhar certas questões profundas. A terapia sempre me fez muito bem.

O segredo é encontrar um bom psicoterapeuta que realmente saiba como ajudá-lo nesse processo. Às vezes me surpreendo ao constatar como é pequeno o número de terapeutas que de fato compreendem a cura emocional profunda. Muitos trabalham mais no nível mental, ajudando os clientes a compreender a si mesmos e a conhecer melhor o seu funcionamento psicológico, o que pode ser de grande valia na hora adequada. Entretanto, não sabem guiar os clientes ao longo do processo de sentir os sentimentos mais profundos. Para poder ajudar os outros, é preciso já ter feito o próprio trabalho de cura profunda, e poucos são os terapeutas que o fizeram. Alguns chegam a não se sentir à vontade com emoções fortes e, inconscientemente, desencorajam os clientes a expressá-las. Muita gente, ao chegar num seminário meu depois de anos e anos de terapia, surpreendeu-se ao descobrir todo um nível de sentimento que lhes era, antes, totalmente desconhecido.

Felizmente, tudo isso aos poucos está mudando. Um número cada vez maior de terapeutas está fazendo sua própria cura emocional e aprendendo a orientar os outros através do mesmo processo.

Há muitos tipos de terapeutas e conselheiros e a eficiência deles também varia. O que funciona para uma pessoa nem sempre funciona para outra. Por isso, não tenha medo de pesquisar. Peça recomendações aos amigos; marque uma primeira entrevista ou um número limitado de sessões para ver se você gosta do terapeuta e se o método dele funciona com você.

O bom terapeuta o ajuda a entrar em contato com os seus sentimentos e o ensina a confiar em si mesmo. A boa terapia lhe dá condições de expressar-se honesta e autenticamente e ser quem você realmente é. De maneira geral, os primeiros efeitos significativos da terapia sobre você e sua vida se fazem sentir nas primeiras semanas ou meses de trabalho.

A cura emocional é um processo progressivo. Passamos por ele, etapa por etapa, às vezes de maneira suave, às vezes de maneira áspera. Cada pessoa é única, e cada uma tem seu próprio tempo e seu próprio ritmo.

Eis as boas novas: a cura emocional funciona! Com o tempo, é possível curar as antigas feridas emocionais a ponto de não haver mais sentimentos dolorosos dos quais se quer fugir ou que se quer "engolir". Muito pelo contrário, as experiências dolorosas do passado dão o fruto de uma profunda sabedoria. Ao longo do processo, aprendemos a gostar de todas as nossas emoções e a levá-las a um equilíbrio saudável e natural.

Exercício: Avaliação da Energia Emocional

Eis uma meditação para ajudá-lo a não perder de vista as emoções. É especialmente bom fazê-la logo depois de acordar ou à noite, antes de dormir. Pode-se usá-la também em qualquer hora em que você se sinta emocionalmente abalado ou desligado, ou simplesmente precise entrar em contato consigo mesmo no nível do sentimento.

Antes de começar a meditação, deixe seu diário, ou papel e lápis, ao seu lado.

Encontre uma posição confortável, quer sentado de costas retas com os pés bem apoiados no chão, quer deitado de costas com uma almofada sob os joelhos.

Feche os olhos e comece a respirar bem fundo e devagar. Respire fundo algumas vezes e, a cada expiração, relaxe o corpo tão plena e profundamente quanto possível. Inspire fundo de novo e, ao expirar, relaxe a mente e deixe os pensamentos irem embora. Faça tantas respirações quantas for necessário para relaxar profundamente. A cada novo pensamento que lhe surgir na mente, deixe-o dissipar-se e deixe a mente ir se acalmando e tranqüilizando.

Faça com que a consciência viaje por todo o seu corpo, começando pelos pés e terminando na cabeça. Preste atenção na qualidade da energia que o seu corpo está contendo. A energia é ativa e vibrante ou pacífica e suave? É lenta e preguiçosa? Está estagnada em algum lugar? Como você sente isso? Existe alguma imagem mental, pensamento ou sentimento que lho diz? Ou é apenas uma intuição?

Comece a prestar atenção em como você está se sentindo neste momento, no nível da emoção, sem tentar mudar nada. Atente para o modo pelo qual a energia se faz sentir em seu corpo e como você se sente emocionalmente. Procure pelo corpo um lugar onde pareça haver uma ligação entre energia e emoções. Procure notar a presença de qualquer sensação física específica: um aperto no estômago, uma dor no coração, uma tensão no pescoço, nos ombros ou na cabeça. Caso haja algo assim, deixe que sua atenção descanse tranqüila nesse lugar e esteja com essa parte de você com carinho e suavidade. Sinta a qualidade das sensações nessa região do corpo. Pergunte a si mesmo se existe alguma emoção relacionada com essa sensação física. Se a sensação falasse, o que ela lhe diria?

Não se apresse — fique assim por algum tempo. Seja receptivo a tudo que aparecer. Pergunte se há algo de que você precisa agora, algo de que você deve ter consciência, algo que deve fazer para si mesmo nesse momento da sua vida. Mais uma vez, seja receptivo a tudo que lhe vier — um pensamento, uma imagem, um sentimento — em resposta a essa pergunta.

Lembre-se de que nenhum sentimento seu é problemático. Todos os sentimentos são bons. Não avalie as respostas; apenas receba-as.

Quando sentir que a meditação já pode terminar, dirija a atenção de volta ao corpo e perceba como ele está se sentindo. Sem abrir os olhos, tome plena consciência do ambiente onde você está. Quando se sentir preparado, abra os olhos devagar, espreguice-se e respire fundo.

Se tiver disposição, esta é uma boa hora para escrever algo no seu diário. Escreva o que você sentiu acerca da meditação e anote especificamente os diálogos que teve com alguma parte do corpo ou com algum sentimento. Escreva também a resposta que lhe veio à pergunta "O que preciso agora, neste momento da minha vida?"

Eis algumas perguntas a respeito desta meditação que você pode responder no diário:

- Qual é a qualidade global da energia contida no meu corpo hoje?

- Que sinais recebi sobre minha energia física e emocional?

- A área específica do corpo que me chamou a atenção foi _____.

- A sensação que havia nela era de _____ . A mensagem que ela me transmitiu foi _____.

- Os sentimentos com os quais entrei em contato foram _____.
- Sou capaz de aceitar e conviver plenamente com esses sentimentos?
- Outras intuições que tive durante a meditação: _____.

CAPÍTULO 5

A Cura do Nível Físico

Nosso bem-estar global depende da nossa capacidade de tomar conta de nós mesmos no mundo físico. Especificamente, isso significa manter o corpo forte, saudável e satisfeito. No geral, significa operar no mundo de maneira a não apenas sobreviver, mas prosperar — ser capaz de ganhar a vida e suprir as próprias necessidades e desejos físicos. Num nível mais sutil, envolve uma certa "consciência" das questões físicas — saber o que está acontecendo no próprio corpo e ao redor dele. Por último, mas nem por isso menos importante, exige um relacionamento saudável e equilibrado com o nosso planeta e o mundo natural.

Até há pouco tempo, a grande maioria das pessoas jamais tinha recebido informações suficientes sobre como criar um jeito saudável de viver; além disso, as pessoas não tinham estímulo nenhum para isso, nem um modelo em que se espelhar. A verdade é que o estilo de vida preconizado pela cultura ocidental foi se tornando cada vez mais sedentário e antinatural. Vivemos cada vez mais concentrados nas cidades grandes, sem ter acesso à natureza; locomovemo-nos de carro em vez de andar a pé; trabalhamos em edifícios onde a luz natural não penetra e o ar que respiramos é controlado por máquinas; e comemos alimentos insalubres, superindustrializados. Pior ainda, vivemos de modo tão ocupado e tenso, que o corpo físico é constantemente levado além do seu nível natural de energia. Para nos manter nesse ritmo artificial, a cafeína é com freqüência nossa melhor amiga.

A civilização moderna dá tanta ênfase ao desenvolvimento tecnológico e intelectual que nós perdemos quase todo o contato com as sensações e necessidades do corpo. Nossa atitude em relação à natureza e ao corpo é a de um conquistador tirano, e não a de um camarada respeitoso e cooperador.

Outro fator que contribui para isso é a atitude em relação ao corpo que foi promovida pelo enfoque tradicional, espiritual e transcendentalista da maioria das religiões atuais. Em muitas delas, o corpo é visto como um inimigo do espírito, sede das necessidades, emoções, paixões e apegos humanos. A meta dessas filosofias espiritualistas é submeter e superar esses aspectos do ser humano. O corpo é visto como algo vil, inferior à mente e ao espírito, ou mesmo pura e simplesmente maléfico. Assim, ele é ignorado ou rebaixado.

Para piorar, a tradição científica nos ensinou a prestar atenção nas causas e curas externas das doenças, ignorando as causas e processos internos, que são muito mais sutis. As pessoas se vêem como "vítimas" das doenças, que caem de emboscada sobre elas a qualquer hora e sem nenhum motivo específico. Isso nos deixa com um sentimento de desamparo sem nenhum poder sobre a nossa própria saúde nem responsabilidade por ela. Por isso, todos somos dependentes demais das autoridades constituídas, muitas vezes abrindo mão de todo poder decisório em favor da classe médica.

Essa ênfase na cura exterior também levou a cultura ocidental a uma extraordinária dependência de drogas e medicamentos. Às vezes, parece que todos estamos procurando uma pílula ou poção mágica que nos livre da dor e do mal-estar, ao menos por algum tempo. Todos sabem da epidemia de drogas, álcool, fumo, cafeína, comida e outros vícios que atualmente nos afligem na medida em que tentamos nos livrar da dor espiritual e emocional, negando-a. Nesse processo, nós também negamos os sinais que o corpo físico emite.

A verdade é que nascemos dotados de uma consciência das necessidades e sensações do corpo, mas aprendemos a nos "desligar" dele, quer ignorando-o, quer controlando-o, baseados em idéias mentais sobre o que lhe cabe. Perdemos contato com a sensibilidade para aquilo que está ocorrendo dentro de nós e à nossa volta. Muitos só prestam atenção no corpo em momentos de extremo sofrimento físico. O corpo precisa ficar doente para chamar a atenção.

Felizmente, todo esse panorama está começando a mudar. Nossa cultura começa a acordar para a importância de coisas como a boa nutrição e o exercício regular. Muitos estão começando a assumir responsabilidade pela criação e manutenção da saúde e do bem-estar físicos.

A cura física ocorre quando aprendemos a entrar em contato com o corpo, a senti-lo e a ouvi-lo. Nosso corpo geralmente sabe do que precisa e se comunica de modo muito claro e específico se estamos dispostos a ouvi-lo. É preciso cultivar a arte de compreender e interpretar os seus sinais. O corpo não cessa de comunicar-nos sua necessidade de comida certa na hora certa, de descanso quando estamos cansado, de movimento, de carinho.

Para bem receber as mensagens do corpo precisamos, antes de mais nada, curar nossos processos viciosos — a falsa necessidade que desenvolvemos de certas substâncias ou alimentos que nos impedem de sentir o que o corpo realmente precisa. O bom para o corpo é aquilo que ele busca naturalmente.

Como Lidar com a Dependência

Se você é dependente de comida ou substâncias químicas, seu processo de cura vai começar quando você procurar a ajuda de um conselheiro qualificado, um grupo de apoio, um programa de tratamento ou um programa de doze etapas, como os Alcoólicos Anônimos, os Narcóticos Anônimos ou os Obesos Anônimos. O primeiro impulso de todos os que tentam abandonar uma dependência é pensar que podem fazê-lo sozinhos, pela própria força de vontade, e que não necessitam de ajuda externa. Infelizmente, esse pensamento faz parte do modelo clássico de dependência, e simplesmente constitui mais um elo do círculo vicioso. A maior parte das pessoas constata que, para curar uma dependência, elas precisam da ajuda e do apoio de outros que tiveram experiência com o problema.

Sempre há excelentes razões e desculpas para não procurar ajuda: você não tem tempo nem dinheiro, não se sente à vontade com o terapeuta ou com os colegas de reunião, o problema não é tão sério assim, etc. Lembre-se apenas de que, se você é dependente de alguma coisa, sua vida está travada; você não será capaz de progredir em nenhum nível do processo de cura até conseguir a ajuda e o apoio adequados. Conseguir ajuda pode ser o maior dom que você jamais deu a si mesmo (e aos seus entes queridos!).

Depois de se comprometer com o processo de recuperação, tenha bastante calma, paciência e compaixão. O desenvolvimento dos velhos hábitos levou anos; o desenvolvimento de um modo de vida mais sadio também é um processo de longo prazo. Depois que você for capaz de cortar o círculo vicioso por algum tempo, poderá começar a entrar em contato com suas verdadeiras necessidades físicas, emocionais, mentais e espirituais, deixando-se guiar por elas.

Como Ouvir o Corpo

Muita gente acredita, inconscientemente, que o corpo é um inimigo. Imagine como o corpo deve se sentir mal por ser tratado dessa forma e como deve ser grande o conflito interior criado por essa atitude. Ela leva a uma espécie de guerra, em que a pessoa está sempre tentando controlar o corpo e moldá-lo a poder de chicote.

Muitos precisam parar de tentar controlar o corpo porque estão ansiosos quanto à própria aparência física, ou mesmo porque sinceramente querem estar saudáveis e em forma. Em geral, nós criamos uma série de regras sobre o que é bom para nós e tentamos obrigar o corpo a segui-las. É possível que algumas dessas idéias e regras sejam positivas em si, mas, quando aplicadas com muita rigidez, podem causar problemas — no caso, por exemplo, daqueles que se recusam a comer qualquer alimento gorduroso. Há quem cuide demais da dieta ou force demais nos exercícios; depois, rebela-se contra as regras que impôs a si mesmo e cai no extremo oposto. É claro que a disciplina sadia mantém seu lugar de honra quando não é exagerada.

É preciso ver no corpo um amigo e aprender a reconhecê-lo e apreciá-lo por tudo o que ele nos faz. Pense: ele trabalha 24 horas por dia para manter você vivo e saudável. Habitue-se a comunicar ao corpo a sua apreciação. Lembre-se de todos os prazeres que lhe vêm dos sentidos do corpo: provar uma boa comida, ver um pôr-do-sol, sentir o aroma das flores, ouvir música, receber uma massagem...

Segundo pude constatar, o melhor método de cura do nível físico consiste em aprender a ouvir a sabedoria intrínseca do corpo e fazer de tudo para segui-la. Pense em como os animais, no seu hábitat, comem quando estão com fome, descansam quando cansados e vivem geralmente cheios de energia e vitalidade. É claro que a nossa vida é complexa; muitas vezes, é difícil prestar atenção às coisas simples, e quase nunca dá para ser realmente espontâneo. Entretanto, é possível começar a cultivar o hábito de prestar atenção ao corpo regularmente para descobrir o que ele está precisando.

Eis algumas das necessidades básicas do corpo:

- Bastante água pura e fresca.
- Uma dieta simples, natural e equilibrada de alimentos integrais e saborosos.
- Bastante descanso; um bom sono noturno e, se necessário, uma sonequinha durante o dia.
- Ar fresco; passar algum tempo por dia ao ar livre.
- Movimentos e exercícios regulares, sempre feitos num clima de alegria e que sejam proporcionais às suas capacidades.

- Toque, afeto e intimidade física.

- Prazer e expressão sensual e sexual.

À medida que você for aprendendo a ouvir o corpo, ele o ensinará a descobrir quando e como suprir essas necessidades.

O corpo físico é, nesta vida, a morada de todos os outros níveis — os aspectos espiritual, mental e emocional do ser. O corpo espelha e expressa o estado de bem-estar, ou mal-estar, de todos os níveis. Mais cedo ou mais tarde, os bloqueios ou desequilíbrios que se dão nos níveis espiritual, mental ou emocional se manifestam no físico. Por isso, o corpo não está apenas tentando constantemente comunicar as suas necessidades; muitas vezes, também está tentando comunicar as necessidades dos outros níveis.

Se desconhecemos ou ignoramos suas necessidades em qualquer nível, mais cedo ou mais tarde nosso corpo tentará chamar a nossa atenção. Se você, por exemplo, está se forçando a trabalhar tanto que não pode atender às suas necessidades espirituais e emocionais, o corpo pode ficar doente para forçá-lo a parar e cair em si.

Creio firmemente que quase todas as doenças e acidentes corpóreos têm elementos espirituais, mentais ou emocionais, ou ainda uma combinação de todos esses. Isso parece ser verdadeiro especialmente no que diz respeito às necessidades emocionais, que são, com freqüência, as mais reprimidas. A cura física pode ser favorecida e acelerada quando os outros níveis são tratados *ao mesmo tempo que* o físico. Por isso, uma doença, incapacidade física ou acidente é sinal de que devemos olhar profundamente para nós mesmos e para a nossa vida, e estar dispostos a fazer as mudanças necessárias em todos os níveis ou naqueles que estiverem afetados. Geralmente, é sinal de que devemos prestar um pouco mais de atenção às nossas necessidades e sentimentos, cuidar melhor de nós ou sermos mais fiel à nossa verdade. Pode ser, também, o sintoma de um conflito interior que precisa ser combatido de modo mais direto.*

Com freqüência, a voz do corpo se faz ouvir com claríssima ressonância metafórica, como no caso da mulher cujas costas doem por estar ela carregando muita responsabilidade, ou do homem que tem um ataque cardíaco porque ele trabalha tanto que ignora as necessidades do próprio coração.

---

* Para obter mais informações sobre como os outros níveis podem afetar o nível físico, e conhecer muitos exercícios excelentes para ajudar a cura de todos os níveis, recomendo o livro *Passion to Heal*, de Echo Bodine. Ver Informações Suplementares.

Nem sempre, porém, é fácil compreender o que o corpo está querendo dizer. O cultivo da capacidade de ouvir leva tempo e pode ser auxiliado pela meditação tranqüila, pelo hábito de escrever um diário e pela terapia.

Se a mente não compreender o que o corpo está tentando comunicar, não se preocupe. Se você estiver receptivo, é possível que esteja recebendo a mensagem em outros níveis. Não aceite nenhuma interpretação alheia do significado de uma doença, a menos que ela *lhe pareça correta*. No final deste capítulo, há uma meditação que pode ajudá-lo a receber a sabedoria do corpo mediante o exame das possíveis causas espirituais, mentais ou emocionais de uma doença.

Cuidado para não cair numa armadilha em que caem muitas pessoas ligadas à Nova Era: sentir-se culpado por ficar doente. A linha de raciocínio é a seguinte: "Se eu tivesse feito meu trabalho interior, não teria criado esta doença. Logo, sou uma pessoa inconsciente; sou um fracasso."

Alguns mestres e agentes de cura contribuem para esse tipo de postura, assegurando aos seus discípulos e clientes que se eles pensarem os pensamentos corretos, disserem as informações corretas, comerem a comida correta, *et cetera* e tal, a sua saúde não será abalada nem por um segundo. Na realidade, isso não é tão simples.

É possível comer alimentos puros, meditar todos os dias, fazer exercícios com regularidade, expressar os sentimentos, usar afirmações e visualizações, e mesmo assim ficar doente! A caminhada da vida é complexa e misteriosa. Nem sempre é possível saber por que algo está acontecendo. Lembre-se de que a alma se vale de todos os expedientes para nos educar e iluminar.

A doença nem sempre é um fato negativo, embora possa parecê-lo. Como tudo o mais que nos acontece, ela é uma oportunidade de aprender, de crescer e aprofundar a experiência da vida e a sabedoria. Por difícil que seja aceitá-lo, qualquer prejuízo físico pode ser visto como um dom, uma oportunidade de olhar para si mesmo e para a própria vida, e aprender algo. É uma possibilidade de mudança.

A doença pode ter uma importância vital. Muitas pessoas que se forçam a trabalhar demais só aprendem a viver com mais calma quando são forçadas a isso por uma doença. Essa doença pode salvar a vida dessas pessoas ou, pelo menos, melhorar muitíssimo a qualidade da vida delas.

Uma amiga minha vinha se esforçando há alguns anos para mudar seu estilo de vida e reservar mais tempo para cuidar das próprias necessidades, em vez de só pensar nas necessidades dos outros. Este ano, ela foi derrubada por uma forte pneumonia, que a forçou a parar todas as suas atividades e dar a si um cuidado especial de que sempre necessitara. Agora, ela está tentando integrar o descanso e o carinho por si mesma na sua agenda, já bem menos carregada.

A maneira mais construtiva e eficaz de lidar com uma doença consiste em reconhecer que ela existe e que você não é culpado por tê-la, mas quer usá-la como trampolim para aprofundar e expandir sua consciência.

Naturalmente, a doença geralmente não parece uma oportunidade de mudança e crescimento quando se manifesta. Causa dor, medo, confusão, desespero. Parte do processo de cura consiste em sentir plenamente essas emoções. Pode ser útil revestir a experiência com uma espécie de armadura doutrinal, semelhante a esta: "Mesmo que esta doença pareça terrível e eu não a compreenda, a verdade é que ela me traz um dom de aprendizagem e cura. Estou aberto para receber e compreender esse dom no momento oportuno." Isso habilita a orientação interior a nos mostrar o que precisamos aprender a partir dessa experiência.

Não pense que toda doença deve ser curada e que, se você não conseguiu curá-la, você falhou. Há doenças que permanecem conosco como lembretes. Um amigo meu, por exemplo, fica com disritmia cardíaca toda vez que se esforça demais ou assume demasiada responsabilidade pelos outros. Isto o levou a ter extrema consciência das próprias necessidades e a tomar cuidado consigo mesmo.

Doenças que Ameaçam a Vida

É óbvio que, quando a própria vida corre perigo em função de uma doença ou acidente, o processo de crescimento se intensifica. Muitos percebem que a doença grave leva-os a deparar com questões de grande importância e, por essa confrontação, adquirir consciência de que precisam mudar de vida.

Algumas doenças servem para ajudar a pessoa a passar para outro plano de existência. De novo, é preciso ter cuidado para não julgar a si mesmo e aos outros por ter uma doença grave ou ser vítima das decorrências dela. É preciso compreender que a morte pode ser uma escolha positiva e legítima, e não uma simples incapacidade de operar a cura.

Quem somos nós para julgar a caminhada da nossa alma, ou a de qualquer outra pessoa?

Acho que a morte física é uma escolha que fazemos em algum nível, consciente ou inconscientemente. Neste estágio da evolução, a maioria das pessoas faz essa escolha de modo inconsciente — sendo "vitimada", por exemplo, por uma doença ou acidente. Felizmente, estamos começando a conhecer melhor o processo da morte e do morrer e aprendendo a respeitar e facilitar esse processo. Creio que um número cada vez maior de pessoas vai ser capaz de optar por deixar o corpo no momento certo, de maneira clara e consciente.

Minha experiência pessoal de trabalho profundo com outros seres humanos indica que, sempre que alguém tem uma doença que coloca sua vida em risco, é porque uma parte dessa pessoa de fato quer morrer. Geralmente, a pessoa tem pouca ou nenhuma consciência dessa parte; a única parte que ela admite é aquela que quer viver. Quando ela consegue entrar em contato com a parte que quer morrer e a traz à consciência, muitas vezes é possível saber o porquê da escolha.

Entrando em contato com as partes que querem morrer e as partes que não querem, pode-se fazer da escolha um processo mais consciente. Muitas vezes, num nível muito profundo, a pessoa sente que suas necessidades emocionais não estão sendo satisfeitas e desiste da vida. Trazendo isso à consciência, abre-se a possibilidade para a cura, que pode resultar no prolongamento da vida ou, pelo menos, numa morte tranqüila. Num nível espiritual, a pessoa pode sentir que já realizou o que tinha de realizar nesta vida ou que lhe será mais fácil dar o próximo passo num outro plano de existência ou em outra vida nesta Terra.

Há pouco tempo, uma mulher que chamarei de Carmem fez um dos meus cursos intensivos, de uma semana de duração. Haviam descoberto nela um tumor incurável e inoperável, e ela estava bastante triste e emocionalmente abalada. Trabalhando com a parte dela que queria viver e a parte que queria morrer (da qual ela, antes, não tinha consciência nenhuma), Carmem veio a compreender e a aceitar muito melhor o processo a que estava submetida. No decorrer dos meses seguintes, ela se dedicou integralmente à cura emocional e fechou diversos assuntos pendentes com pessoas que tinham feito parte da sua vida. Uma das cenas mais comoventes que ela me contou foi quando sua mãe a pegou no colo e a abraçou (ela nunca se sentira realmente amada pela mãe). Pouco tempo depois, ela morreu em paz, rodeada pela família e pelos amigos.

Outra mulher, conhecida minha, recebeu, há alguns anos, o diagnóstico de HIV positivo. Depois disso, ela se dedicou ao trabalho de cura em todos os níveis, trabalhando inclusive com a parte de si mesma que inconscientemente queria morrer. Hoje ela é extremamente saudável e ativa; no ano passado, casou-se e deu à luz uma menininha perfeita.

Sei que a idéia de que uma parte nossa inconscientemente quer morrer é chocante e difícil de aceitar. No entanto, a consciência dessa parte, como de qualquer outra dentro de nós, pode ter um fortíssimo efeito curativo. Se você quiser explorar essa idéia, sugiro que trabalhe com um conselheiro ou terapeuta experimentado em lidar com doenças fatais, ou terapeuta treinado na técnica do Diálogo de Vozes, explicada no próximo capítulo.

Passos Rumo à Cura

Eis os três passos básicos para a cura do corpo:

- Se você está com uma doença aguda, especialmente se for séria, o primeiro passo é procurar de imediato o tratamento mais eficaz possível.

- Depois disso, ou se você não tiver doenças graves, o próximo passo consiste em desenvolver métodos para fortalecer e manter a saúde e o bem-estar físico.

- Por fim, o terceiro passo consiste em procurar quais são os fatores emocionais, mentais e espirituais que possam estar contribuindo para seus problemas físicos, e depois conseguir ajuda ou apoio para curar essas áreas.

Nas primeiras duas etapas, a escolha de um método de tratamento para um problema físico pode ser difícil. Atualmente há muitas opções: medicina e cirurgia ocidental alopática, medicina chinesa clássica, medicina aiurvédica, homeopatia, herbologia, naturopatia, acupuntura, quiroprática, massagem, terapia de exercícios, dieta e nutrição.

Minha opinião pessoal é a de que todas essas modalidades, ao lado de outras que eu posso ter esquecido de mencionar, são boas e funcionam em determinadas situações. Já fiz uso de quase todas elas em momentos diversos da minha vida, e algumas fazem parte do meu regime regular de conservação da saúde.

Temos agora um número cada vez maior de médicos de tendência holística que trabalham tanto com a medicina comum quanto com os métodos alternativos. Essas pessoas podem ser ótimas para ajudá-lo a escolher as melhores modalidades de tratamento. Duas fontes excelentes são o dr. Andrew Weil, autor de vários livros, entre eles *Spontaneous Healing*, e a dra. Christiane Northrup, autora de *Women's Bodies, Women's Wisdom*. Além dos livros, ambos os médicos enviam boletins informativos regulares, cheios de informações interessantes e importantes sobre a medicina. (Ver Informações Suplementares.)

É importante descobrir o que funciona para você, seja para manter a saúde, seja para tratar os problemas quando eles surgirem, seja para restaurar as forças depois de tratamentos radicais, como a cirurgia. Muitas vezes, o tratamento mais eficaz é aquele em que você confia e que você acha que é capaz de ajudá-lo. Já pude constatar que, quanto mais agudo o problema, maior a probabilidade de a medicina ocidental ser necessária, uma vez que é ela quem emprega os métodos mais fortes e rápidos para lidar com sintomas imediatos ou com alguma perturbação da função física normal. Para outros problemas ou para a continuação do tratamento, alguns dos métodos ditos alternativos podem ser mais eficazes. Em muitos casos, a habilidade, a sabedoria e a sensibilidade do médico é um fator mais importante que o método empregado.

Tente não delegar seu poder e autoridade a nenhum médico ou profissional de saúde. Às vezes, é preciso confiar na experiência deles e seguir seus conselhos, mas, sempre que possível, deve-se equilibrar a confiança depositada nos outros com a autoconsciência e a autoconfiança. Não se deve encarar os profissionais de saúde como sumas autoridades, mas como guias que nos ajudam no caminho da cura.

Experimente, descubra e aprenda tanto quanto puder sobre as alternativas que lhe estão disponíveis; depois, confie na sua orientação interior, pois ela lhe mostrará o que é melhor. Busque o conselho de profissionais qualificados e ouça bem o que eles têm a dizer. Converse com amigos e familiares. Por último, ouça com a máxima atenção ao seu próprio sentido da verdade e tome sozinho a decisão sobre o melhor caminho a percorrer.

Tendo feito o possível para assegurar que o corpo está recebendo os cuidados de que necessita, volte a atenção para os outros níveis do ser. Descubra quais são as suas necessidades emocionais, mentais e espirituais e tome medidas para supri-las.

Lembre-se de que o corpo é um excelente comunicador — ele sempre nos diz o que está precisando. Cultive a arte e a técnica de sentir o corpo e ouvir o que ele tem a dizer.

A visualização criativa pode ser um meio muito potente para amparar a cura e manter a saúde, e pode, além disso, ser usada junto com qualquer outra modalidade terapêutica. Depois de escrever *Creative Visualization*, em 1978, recebi milhares de cartas de pessoas que o empregaram com sucesso para curar praticamente todos os tipos de enfermidades físicas, bem como de vários outros aspectos da vida.

A Vida no Mundo Físico

À medida que desenvolvemos a consciência do próprio corpo e o respeito por ele, tomamos mais consciência do mundo que nos rodeia. Além de aumentar nossa sensibilidade com relação a nós mesmos, também ficamos mais sensíveis em relação aos outros e ao ambiente. Cuidando de nós mesmos, começamos a querer cuidar do que está fora de nós. Quando respeitamos e damos o devido valor ao plano físico, criamos ordem, equilíbrio e beleza ao nosso redor.

Assim como o meu corpo é a manifestação da minha consciência individual, a Terra é o nosso corpo coletivo, manifestação da consciência coletiva. O modo pelo qual tratamos a Terra é reflexo do modo pelo qual tratamos a nós mesmos. Para prosperar no mundo físico, temos de ter uma atitude de respeito por ele.

A Mãe Terra é a nossa maior mestra. Prestando atenção, podemos aprender com ela tudo o que é preciso saber para viver no plano físico. Todo dia, de várias maneiras, ela nos mostra seus ritmos e ciclos naturais — as leis naturais da vida.

A maioria das culturas nativas deste planeta tinha profunda compreensão e reverência pela ligação entre a humanidade e a Terra. Seus sistemas de crença giravam em torno das ligações essenciais entre a "Mãe Terra" e o nosso bem-estar físico, emocional, mental e espiritual, tanto individual quanto coletivamente. A atual renovação do interesse pela sabedoria dos povos nativos reflete a consciência de que nós temos muito o que aprender com eles a respeito da criação de relacionamentos sadios de cada um consigo mesmo, com os seus semelhantes e com a Terra.

As pressões da vida moderna tendem a nos afastar cada vez mais dos ciclos naturais. Acordamos quando soa o despertador; vamos dormir depois do noticiário das 11. A vida se estrutura de acordo com aquilo que nós *pensamos* que é bom, e não segundo a nossa sensibilidade a um ritmo natural. Mas, embora separados, ainda somos parte da Terra. Precisamos reconhecer esse fato, respeitar os ritmos terrestres e viver de acordo com eles.

O ser humano não é uma máquina que possa produzir a mesma coisa todos os dias, pelos séculos afora. Os estados mentais e emocionais são uns nos dias ensolarados, outros nos dias nublados de inverno. Além disso, há miríades de outras mudanças mais sutis que nos afetam ao longo do dia. Sendo capazes de reconhecer e aceitar essas diferenças a cada dia, caminhamos mais de acordo com o ritmo da vida.

Para aumentar o contato com a Terra, é essencial ficar fora de casa por algum tempo todos os dias, mesmo que apenas por alguns minutos. É só mediante o contato direto com o mundo natural que a pessoa pode tomar consciência das mudanças sutis que ocorrem ao longo do ano. Para quem vive na cidade, é mais difícil ficar em contato com a natureza; mesmo assim, quase todos podem andar ao ar livre, observar o céu e sentir o sol e o ar.

A movimentação cotidiana é parte importante da conservação da saúde e da felicidade do corpo e da alma. Movimentando-se o corpo, a energia vital flui livre através dele, curando e plenificando a forma física e causando prazer e alegria.

Uma parte importante do cultivo do aspecto físico do nosso ser é desenvolver a capacidade de lidar eficazmente com o lado prático da vida no mundo material. Precisamos desenvolver habilidades que nos permitam sustentar-nos, cuidar das finanças, manter uma casa limpa e arrumada, organizar nosso tempo, honrar nossos compromissos e, de modo geral, ser responsável perante nós mesmos e os demais seres humanos. A capacidade de fazer essas coisas é indício de uma consciência física desenvolvida.

Neste mundo, há muitas pessoas que são espiritual, mental e emocionalmente desenvolvidas, mas que negaram a importância do nível físico. Em geral, elas não conseguem seguir uma carreira, ganhar dinheiro nem equilibrar as finanças. Muitas vezes, a casa em que moram está sempre desarrumada e elas mesmas são meio desligadas; têm muita dificuldade de se lembrar de um acordo firmado ou de um encontro marcado.

Se você tem problemas para ganhar a vida ou fazer sucesso, procure ver se não tem crenças ou sentimentos negativos inconscientes sobre a existência física. Há quem tenha sofrido muitas dores físicas ou emocionais e tenha passado a crer profundamente que esta Terra é um lugar penoso, onde nenhuma necessidade é atendida. Há quem tenha sido criado numa religião tradicional e ainda viva segundo a crença de que o físico é menos importante que o espiritual. Há quem se rebele contra uma criação que deu excessivo valor à ordem e ao sucesso no plano material. De qualquer modo, a conscientização dessas atitudes basta para curá-las e transformá-las num respeito e numa apreciação pela vida física. Nosso bem-estar físico, emocional, mental e espiritual depende de nossa capacidade de cuidar de nós mesmos e interagir eficientemente com o mundo ao nosso redor.

Exercício: Comunicar-se com o Corpo

Eis uma meditação para ajudá-lo a comunicar-se com o corpo físico. Leia a meditação inteira antes de começar a praticar.

Antes de tudo, coloque-se numa posição confortável, sentado ou deitado. Feche os olhos e relaxe.

Tome consciência dos pensamentos que lhe cruzam a mente. Procure tomar consciência de cada pensamento e depois deixá-lo ir embora. Quando vier o próximo, tome consciência dele e deixe-o ir embora também.

Respire fundo algumas vezes e, a cada expiração, relaxe a mente e deixe-a tornar-se mais lenta. A cada expiração, relaxe também o corpo; continue respirando fundo e devagar e deixe o corpo ficar cada vez mais relaxado.

Faça com que a atenção percorra todo o seu corpo, começando pelos pés. Contraia os dedos e os pés, mantenha-os assim por alguns segundos e depois relaxe-os. Sinta o peso deles aumentando, assim como a pressão que eles fazem contra o chão. Depois contraia a batata da perna, mantenha essa contração por alguns segundos e relaxe. Depois de cada relaxamento, sinta o corpo afundando-se na superfície sobre a qual você está apoiado, sinta-o ficando mais pesado. Continue o processo de contrair e relaxar pelo corpo inteiro, de baixo para cima — coxas, pelve, quadris, abdômen, peito, mãos, braços, ombros, pescoço, cabeça e rosto. Contraia cada parte do corpo por alguns segundos, solte-a e sinta o corpo fazendo mais pressão contra o que o apoia.

Agora deixe que a mente siga a respiração, percebendo atentamente cada inspiração a encher-lhe os pulmões e cada expiração a relaxá-los. Procure notar a pausa que há depois de cada expiração.

Faça com que a atenção percorra o corpo e entre em contato com alguma parte dele que esteja precisando do seu cuidado, seja por que razão for — dor, disfunção, cansaço. Pode ser uma parte do corpo que não se sente aceita por você nem pelos outros.

Ponha uma ou ambas as mãos sobre essa parte do corpo e concentre nela toda a sua atenção. Pergunte-lhe o que ela sente, o que ela precisa e o que ela quer lhe dizer. Ouça ou sinta a resposta.

Imagine que o corpo está falando com você. O que ele está dizendo? Perceba o que está acontecendo em suas mãos enquanto elas descansam sobre o seu corpo.

Agora, se isto lhe parecer correto, imagine que uma energia amorosa de cura está nascendo de uma fonte bem no meio de você, passando por suas mãos e entrando naquela parte do seu corpo.

Imagine-a como uma belíssima luz quente e dourada, ou de qualquer outra cor que aquela parte do seu corpo pareça estar precisando. Envie-lhe aceitação, amor e cura.

Imagine que essa energia de cura vai dissolvendo a dor, a tensão, a doença e a falta de amor-próprio. Imagine que suas mãos estão transmitindo nova energia e vitalidade ao seu corpo.

Agora imagine o corpo inteiro saudável, forte, belo e cheio de energia.

Quando se sentir preparado, retire vagarosamente as mãos de sobre aquela parte do corpo, espreguice-se com calma, abra os olhos lentamente e, aos poucos, retome a consciência de onde você está.

Se quiser, anote o que sentiu e aprendeu.

CAPÍTULO 6

Integração e Equilíbrio

Você deve ter notado que o tamanho de cada capítulo deste livro aumentou à medida que fomos caminhando do espiritual para o físico. Isso ocorreu porque, da aprendizagem de como se ligar à essência simples do nível mais profundo do ser, passamos à complexa tarefa de fazer com que *todos* os aspectos do ser vivam felizes no mundo físico.

Esta é uma tarefa para a vida inteira — a grande aventura da existência. Em vez de encarar os quatro níveis da cura como uma meta a ser atingida o mais rápido possível para adquirir um estado ideal de equilíbrio, temos de compreender que essa caminhada não tem fim. É preciso ter grande paciência, compaixão e auto-aceitação nesse processo.

Como eu já disse várias vezes ao longo do livro, não há uma única "maneira correta" de fazer isso; a verdade é que cada pessoa tem o seu próprio caminho único e singular. Embora outras pessoas possam fazer as vezes de mentores e guias, ninguém tem todas as respostas para nós. Felizmente, a própria vida é a grande mestra; ela sempre parece nos conduzir ou empurrar na direção em que temos de ir. E quando se aprende a prestar atenção, nossa orientação interior intuitiva nos mostrará cada passo que precisa ser dado ao longo do caminho.

À medida que palmilhamos o caminho da cura, prestando atenção a cada um dos níveis na medida do necessário, percebemos que os quatro aspectos — espiritual, mental, emocional e físico — aos poucos vão se integrando entre si. Nossa vida vai entrando, num ritmo crescente, em equilíbrio e harmonia.

Neste livro, apresentei alguns exercícios que podem ajudá-lo na cura de cada um dos níveis. Se funcionarem, poderão ser usados regularmente como programa de desenvolvimento e equilíbrio de todos os aspectos.

Somos felizes por viver numa época que coloca à nossa disposição tantos instrumentos de crescimento pessoal. Vê-se por aí um número quase infinito de livros, cursos, seminários, grupos, conselheiros, curadores e profissionais de várias áreas que oferecem, todos eles, uma quantidade impressionante, às vezes desconcertante, de possibilidades de cura e crescimento. É fácil confundir-se quanto ao caminho a seguir.

Eis o meu conselho para quem está às voltas com esse problema: tente seguir a sua intuição — aquele palpite certeiro sobre o que é bom para você. Se você se sente atraído por uma certa modalidade de crescimento pessoal, verifique, experimente, veja se ela lhe é realmente benéfica. Fique com ela enquanto ela funcionar; esteja pronto a deixá-la para trás quando ela não fizer mais sentido para você.

Cuidado com os líderes carismáticos, com os gurus ou terapeutas cujos seguidores ou clientes pareçam excessivamente dependentes e fiquem ao redor deles por muitos anos. Confie na sua intuição se algo lhe parecer esquisito, por mais bem explicado que seja. Procure mestres e guias que realmente ajudem seus discípulos ou clientes a assumir o próprio destino e a ter controle sobre a própria vida.

Há muitos métodos — por exemplo, escrever um diário, escrever com a mão não-dominante e trabalhar com os sonhos (aprendendo a compreender e interpretar o que eles significam para você, sem aceitar uma interpretação pronta do significado de alguns símbolos) — que podem ajudá-lo a usar a vida cotidiana como caminho de cura e crescimento.

Na minha caminhada, aprendi a usar e usei vários instrumentos e métodos em diferentes etapas do caminho, e cada um deles me ajudou a curar e a desenvolver uma parte de mim. A visualização criativa, por exemplo, é um instrumento poderoso (ou, antes, um conjunto de instrumentos) que pode ser usado para levar a cura a qualquer um dos quatro níveis. Como eu já disse, aprender a seguir a orientação intuitiva foi uma das práticas mais importantes da minha vida. Para obter mais informações sobre essas técnicas, recorra aos meus livros e fitas indicados na seção Informações Suplementares.

Um método em particular me ajudou mais do que qualquer outro a integrar os vários aspectos do meu ser e a equilibrar a minha vida: o trabalho de Hal e Sidra Stone, que mencionei num capítulo anterior. Eles desenvolveram a Psicologia dos Eus e uma técnica chamada Diálogo de Vozes, que é um método extremamente eficaz para entrar em contato com os vários eus que todos temos dentro de nós, e expressá-los. Para tirar todo o proveito possível do Diálogo de Vozes, é preciso trabalhar com um profissional treinado em sessão individual. No entanto, há um bom potencial de cura e consciência contido na simples leitura do livro dos Stone ou no ouvir as suas fitas, que estão listadas na seção Informações Suplementares. (Também as fitas deles sobre os sonhos são um meio excelente de aprender sobre o processo onírico.) Também incluí nessa seção informações sobre como chegar aos seminários que eles promovem. Escrevendo ou telefonando para o escritório deles, ser-lhe-á fácil saber se há profissionais do Diálogo de Vozes na sua região.

Eu mesma conduzo seminários em todo o mundo a respeito dos quatro níveis da cura, bem como muitos outros assuntos. Também coordeno seminários intensivos de uma semana na Califórnia e no Havaí, e às vezes em outros lugares, especificamente voltados para a cura, desenvolvimento e equilíbrio dos quatro níveis. Nesses seminários intensivos, nós usamos meditação, visualização, intuição, Diálogo de Vozes, escrita, movimento, artes plásticas, sonhos e muitos outros métodos.

Exercício: Meditação da Integração

Eis uma meditação para ajudá-lo a integrar os quatro níveis. É própria para ser feita todos os dias, ou regularmente, sempre que possível.

Sente-se ou deite-se numa posição confortável, com as costas retas e apoiadas no chão ou no espaldar da cadeira. Feche os olhos e relaxe. Respire fundo e, ao expirar, deixe de lado tudo aquilo em que você não precisa se concentrar agora. Respire fundo de novo e, ao expirar, concentre a atenção dentro de você. Continue respirando fundo e devagar, aprofundando cada vez mais a atenção. Vá além do corpo, da mente e das emoções, até encontrar dentro de si um lugar tranqüilo e silencioso.

Nesse lugar, abra-se para sentir e viver a sua essência espiritual. Sente-se em silêncio e convide o seu espírito a entrar. Quer sinta algo, quer não sinta nada, tome como certo que ele está lá. Saiba que ele está sempre com você, a cada segundo. Nesse lugar, você é uma só coisa com o todo da criação.

Agora, passe devagar para o nível mental. Imagine-se com a mente clara e alerta. Imagine que você acredita em si mesmo e confia na sua capacidade de criar e manifestar tudo o que você realmente quer na vida. Você acredita que a vida lhe dá apoio de todas as maneiras possíveis.

Verifique agora o nível emocional. Como você está se sentindo? É capaz de aceitar seus sentimentos e conviver com eles? Imagine-se sentindo-se bem com todas as suas emoções. Saiba que, como seres humanos, temos muitas emoções profundas que são dons que nos ajudam a cuidar de nós mesmos, a aprender sobre a vida. Imagine-se, pois, respeitando e honrando todos os seus sentimentos e aprendendo a expressá-los de maneira apropriada e construtiva.

Tome consciência do corpo físico e comece a prestar atenção em como ele se sente. Dê ao corpo o amor e a apreciação que ele precisa e merece. Imagine-se aprendendo a ouvir o corpo e dê atenção ao que ele quer e sente. Você cuida bem dele e, como resultado, ele se sente saudável, forte, vivo e belo. Imagine-se sentindo-se tranqüilo e feliz no seu corpo.

Agora, expanda esse sentimento por todo o seu meio ambiente. Imagine-se sentindo-se "em casa" e confiante no mundo físico, sendo capaz de cuidar de si e dar conta dos aspectos práticos da vida de maneira fácil e eficiente. O ambiente onde você vive reflete esse fato — é ordenado, limpo e bom. Passe alguns minutos imaginando o seu dia desenrolando-se de modo fluente e satisfatório.

Quando se sentir completo, abra os olhos devagar, espreguice-se com cuidado e toque a vida adiante.

Tenha um dia maravilhoso!

Informações Suplementares

Livros:

Bennett, Hal Zina. *Write From the Heart: Unleashing the Power of Your Creativity*. (Nataraj Publishing, Mill Valley, CA: 1995.)

Bodine, Echo. *Passion to Heal: The Ultimate Guide to Your Healing Journey*. (Nataraj Publishing, Mill Valley, CA: 1993.)

Cameron, Julia. *The Artist's Way: A Spiritual Path to Higher Creativity*. (Putnam & Sons, Nova York: 1992.)

Capacchione, Lucia. *The Power of Your Other Hand: A Course in Channeling the Inner Wisdom of the Right Brain*. (Newcastle Publishing Co., Inc., North Hollywood, CA: 1988.)

Capacchione, Lucia. *Recovery of Your Inner Child*. (Simon and Schuster. Nova York: 1991.)

Cassou, Michelle e Cubley, Stewart. *Life, Paint and Passion: Reclaiming the Magic of Spontaneous Expression*. (Tarcher/Putnam, Nova York: 1995.)

Dossey, Larry, M.D. *Prayer is Good Medicine*. (HarperSan Francisco, CA: 1996.) [*Rezar é um Santo Remédio*, publicado pela Editora Cultrix, São Paulo, 1998.]

Gardener, Howard. *Frames of Mind: Theory of Multiple Intelligences*. (Basic Books, Inc., Nova York: 1983.)

Gawain, Shakti. *Creative Visualization* (New World Library, Novato, CA: 1978.) [*Visualização Criativa*, publicado pela Editora Pensamento, São Paulo, 1990.]

Gawain, Shakti (com Laurel King): *Living in the Light: A Guide to Personal and Planetary Transformation.* (Nataraj Publishing, Mill Valley, CA: 1993; originalmente publicado pela New World Library: 1986.) [*Vivendo na Luz*, publicado pela Editora Pensamento, São Paulo, 1991.]

Gawain, Shakti. *Return to the Garden: A Journey of Discovery.* (Nataraj Publishing, Mill Valley, CA: 1993.)

Gawain, Shakti. *Awakening: A Daily Guide to Conscious Living.* (Nataraj Publishing, Mill Valley, CA: 1993; originalmente publicado pela New World Library: 1991.)

Gawain, Shakti. *The Path of Transformation: How Healing Ourselves Can Change the World.* (Nataraj Publishing, Mill Valley, CA: 1993.)

Luvaas, Tanha. *Notes from My Inner Child: I'm Always Here.* (Nataraj Publishing, Mill Valley, CA: 1993.)

Metzger, Deena. *Writing for Your Life: A Guide and Companion to the Inner Worlds.* (HarperSan Francisco, San Francisco, CA: 1992.)

Myss, Carolyn. *Anatomy of the Spirit: 7 Stages of Power and Healing.* (Harmony Books, Nova York: 1996.)

Nelson, Martia. *Coming Home: The Return to True Self.* (Nataraj Publishing, Mill Valley, CA: 1993.)

135

Northrup, Christiane, M.D. *Women's Bodies, Women's Wisdom: Creating Physical and Emotional Health and Healing.* (Bantam Books, Nova York: 1994.) Para obter informações sobre o boletim informativo "Woman to Woman", ligue para (207) 846-6163.

Roth, Gabrielle. *Maps to Ecstasy: Teachings of an Urban Shaman.* (Nataraj Publishing, Mill Valley, CA: 1993.)

Stone, Hal e Sidra. *Embracing Our Selves: The Voice Dialogue Manual.* (Nataraj Publishing, Mill Valley, CA: 1993; originalmente publicado pela New World Library: 1989.)

Stone, Hal e Sidra. *Embracing Each Other: Relationship as Teacher, Healer, and Guide.* (Nataraj Publishing, Mill Valley, CA: 1993; originalmente publicado pela New World Library: 1989.)

Stone, Hal e Sidra. *Embracing Your Inner Critic: Turning Self-Criticism into a Creative Asset.* (HarperSan Francisco, San Francisco, CA: 1993.)

Stone, Sidra. *The Shadow King: The Invisible Force That Holds Women Back.* (Nataraj Publishing, Mill Valley, CA: 1997.)

Weil, Andrew, M.D. *Spontaneous Healing: How to Discover and Enhance Your Body's Natural Ability to Maintain and Heal Itself.* (Knopf, Nova York: 1995.)

Weil, Andrew, M.D. *Self Healing: Creating Natural Health for Your Body and Mind.* Boletim Informativo (Thorne Communications, 42 Pleasant St., Watertown, MA 02171 (617) 926-0200: mensal)

FITAS DE ÁUDIO:

Gawain, Shakti: Fitas de Ensinamentos e Meditação

Publicados pela Nataraj Publishing, Mill Valley, CA

The Four Levels of Healing. A Guide to Balancing the Spiritual, Mental, Emotional, and Physical Aspects of Life.
Living in the Light: Livro em Fita. Versão resumida.
The Path of Transformation: Livro em Fita. Versão resumida.
Developing Intuition.

Publicados pela New World Library, Novato, CA

Creative Visualization.
Meditations.

Roth, Gabrielle: Músicas para dançar
Initiation. (Raven Recording, NJ.)
Totem. (Raven Recording, NJ.)
Endless Wave: Volume One. (Raven Recording, NJ.)

Stone, Hal e Sidra: Fitas de Ensinamentos
Meeting Your Selves. (Delos, Albion, CA.)
The Child Within. (Delos, Albion, CA.)
Meet Your Inner Critic. (Delos, Albion, CA.)
Meet Your Inner Critic II. (Delos, Albion, CA.)
Meet the Pusher. (Delos, Albion, CA.)
The Dance of Selves in Relationship. (Delos, Albion, CA.)
Understanding Your Relationships. (Delos, Albion, CA.)
Decoding Your Dreams. (Delos, Albion, CA.)

137

Exploring the Dark Side in Dreams. (Delos, Albion, CA.)

Our Lost Instinctual Heritage. (Delos, Albion, CA.)

FITAS DE VÍDEO:

Gawain, Shakti: *The Path of Transformation*. Videoteipe de uma palestra. (Hay House, Inc., Carlsbad, CA: 1992.)

Roth, Gabrielle. *Ecstatic Dance: A Workout for Body and Soul*. Vídeo para dançar. (Raven Recording, NJ, 1993.)

Para obter mais informações sobre os livros e fitas de Shakti Gawain e sobre outros títulos publicados pela Nataraj Publishing, pela New World Library, a Delos ou a Raven Recording, peça um catálogo gratuito escrevendo para:

Nataraj Publishing
P.O. Box 2430, Mill Valley, CA 94942
ou telefonando para 1-800-949-1091.

SEMINÁRIOS:

Shakti Gawain dá palestras e seminários em todos os Estados Unidos e em muitos outros países. Também coordena retiros espirituais, seminários intensivos e programas de treinamento. Se você quiser receber um boletim informativo com dados sobre os seminários, entre em contato com:

Shakti Gawain, Inc.
P.O. Box 377, Mill Valley, CA 94942
Telefone: (415) 388-7140
Fax: (415) 388-7196
e-mail: sg@nataraj.com

138

Shakti e seu marido, Jim Burns, alugam quartos e um chalé de hóspedes na sua bela chácara localizada na ilha havaiana de Kauai, para pessoas e casais que gostariam de fazer um retiro pessoal. Além disso, Shakti coordena seminários intensivos de uma semana em Kauai. Para obter informações ou fazer reservas, entre em contato com:

Kai Mana
P.O. Box 612, Kilauea, Hawaii 96754
Telefone: (808) 828-1280 ou (800) 837-1782
Fax: (808) 828-6670

Para obter informações sobre os seminários de Shakti, a Nataraj Publishing e a Kai Mana, visite na Internet o *site*: http://www.nataraj.com

Para obter informações sobre os seminários e cursos de Hal e Sidra Stone, entre em contato com:

Delos
P.O. Box 604, Albion, CA 95410
Telefone: (707) 937-2424
e-mail: delos@mcn.org

Para obter informações sobre os seminários de Gabrielle Roth, entre em contato com:

Raven Recording
P.O. Box 2034, Red Bank, NJ 07701
Telefone: 1 (800) 76-RAVEN

Rezar é um Santo Remédio

Larry Dossey

A maioria das pessoas reza quando se defronta com uma doença ou com um problema grave. Mas a oração pode realmente nos ajudar? De acordo com o médico Larry Dossey, a resposta é um enfático e entusiasmado "sim!".

"Dossey ajuda a abrir as portas e mentes com seu trabalho e escritos. Este é um livro excelente."

Bernie Siegel,
autor de *Love, Medicine and Miracles*

"Para mim, o próprio ato de ler este livro foi uma oração. *Rezar é um Santo Remédio* é alimento para o corpo, para a mente e para o espírito. Obrigada, Dr. Dossey, por oferecer a mim, a meus pacientes e ao mundo este lindo presente."

Christiane Northup,
autora de *Women's Bodies, Women's Wisdom*

"Ler as sábias palavras do Dr. Dossey é, em si, uma experiência de oração – uma comunhão amorosa através da qual se resolve a antiga aversão entre ciência e religião."

Joan Borysenko,
autora de *Na Plenitude da Alma*,
publicado pela Editora Cultrix

EDITORA CULTRIX

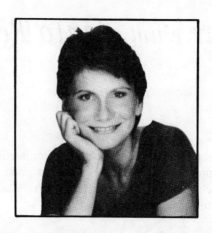

VISUALIZAÇÃO CRIATIVA

SHAKTI GAWAIN

Best-Seller internacional, com mais de meio milhão de exemplares vendidos, *Visualização Criativa* contém meditações, exercícios e técnicas que podem passar a fazer parte da sua rotina diária, para aumentar seu domínio pessoal sobre a vida.

Este livro ensina a usar sua imaginação criativa natural de uma maneira cada vez mais consciente, como uma técnica capaz de criar aquilo que cada um deseja: amor, realização pessoal, alegria, relacionamentos gratificantes, trabalho compensador, expressão própria, saúde, vitalidade, beleza, prosperidade, harmonia, paz interior...

O método aqui apresentado por Shakti Gawain tem sido usado com sucesso nas áreas da saúde, da educação, dos negócios, bem como no atletismo e nas artes criativas.

Mágico, no sentido mais elevado e mais realista do termo, o método aqui apresentado pela autora envolve a compreensão dos princípios naturais que governam as forças do Universo e ensina como utilizá-los para mudar radical e positivamente o seu modo de viver.

EDITORA PENSAMENTO

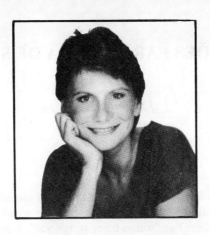

VIVENDO NA LUZ

Um Guia para a Transformação Pessoal e Planetária

Shakti Gawain e Laurel King

Vivendo na luz é um livro que poderá transformar a sua vida. Entre os tópicos tratados nas suas páginas estão os seguintes:

- O espírito e a forma
- A intuição
- O mundo como nosso espelho
- O masculino e o feminino dentro de nós
- Os sentimentos
- Os relacionamentos
- Sexualidade e paixão
- A vida e a morte

e muitos outros, que Shakti Gawain aborda com explicações claras e orientações práticas para quem quer que tenha vontade de desenvolver sua intuição e queira aprender como segui-la usando plenamente sua capacidade criativa.

Shakti Gawain é autora do livro *Visualização Criativa*, já publicado pela Editora Pensamento.

EDITORA PENSAMENTO

AFIRMAÇÕES PARA A CURA DE SI MESMO

J. Donald Walters
(Kriyananda)

Uma afirmação é uma declaração da verdade que se pretende incorporar à própria vida. Costuma-se dizer que somos o que comemos. Seria mais verdadeiro dizer que "somos o que pensamos". A mente revela mais do que o faz o corpo. Nossos pensamentos influenciam fortemente até mesmo a nossa saúde física. Por quê?

Eles existem no subconsciente, sussurrados mentalmente milhares de vezes a cada dia: "Tenho medo, estou cansado, estou zangado..." Para ser bem-sucedido, esses pensamentos devem ser encarados no seu·próprio território.

As afirmações chegam ao subconsciente numa linguagem que ele pode ouvir e entender, e tiveram êxito onde outros métodos falharam. Com este livro, você pode:

- Comandar sua vida, controlando seus pensamentos.
- Superar seus bloqueios psicológicos mais perturbadores.
- Estabelecer hábitos novos e úteis que lhe assegurarão o sucesso em qualquer empreendimento.
- Começar a viver como uma arte, e não como algo que apenas "acontece".

Este livro inspirado contém 52 afirmações e orações, uma para cada semana do ano. *Afirmações para a Cura de Si Mesmo* pode muito bem ser o manual definitivo de auto-ajuda, um instrumento de grande eficiência para a transformação pessoal.

EDITORA PENSAMENTO

FORMA, SOM, COR E CURA
Theo Gimbel

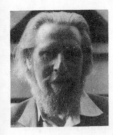

"Experimentando o elemento vivo no fluxo das cores saímos, por assim dizer, da nossa própria forma e partilhamos da vida cósmica. A cor é a alma da natureza e de todo o cosmo, e experimentando a vida das cores participamos dessa alma."

Theo Gimbel é pioneiro no campo da pesquisa das cores e da cura por meio delas. Sua inspiração provém da teoria de Goethe sobre as cores e do desenvolvimento e aplicação desta por Rudolf Steiner.

Fica evidente para muitas pessoas que esse campo de investigação cria possibilidades importantes em nossa época, na qual uma visão holística do mundo está se tornando amplamente aceita. Nessa visão de mundo, o pensamento dos cientistas mais destacados flui juntamente com o dos místicos e com as tradições da velha sabedoria.

Em *Forma, Som, Cor e Cura*, Theo Gimbel reúne suas descobertas e demonstra as aplicações práticas que elas possuem. Este livro é de muito interesse para quem deseja entender algo acerca da natureza viva das cores e será leitura essencial para os que desejam trabalhar no campo da Cromoterapia. A sabedoria destas páginas revela uma vida dedicada a um campo de exposição maravilhoso e fascinante.

EDITORA PENSAMENTO

DIFERENTES FORMAS DE CURA

Betty F. Balcombe

Betty Balcombe é escritora dotada de qualidades paranormais e professora muito conhecida nos círculos que estudam e pesquisam os diversos aspectos da paranormalidade. Neste livro, ela compartilha com o leitor sua experiência sobre o que significa ser paranormal e mostra como ele pode desenvolver sua capacidade de curar e sua sensibilidade.

Lendo *Diferentes Formas de Cura*, o leitor aprenderá

- a entender o que é a energia e a trabalhar com ela;
- a fazer uso de diferentes formas de cura;
- a desenvolver sua habilidade psíquica e sua sensibilidade em tudo o que diz respeito à adivinhação, ao tarô, aos pêndulos, às varinhas de radiestesia, aos sonhos e seus símbolos, à premonição e à PES (Percepção Extra-Sensorial);
- a trabalhar com vidas passadas e com viagens fora do corpo;
- a obter uma consciência mais ampla e um maior entendimento acerca do propósito da vida.

Escrito para atender aos pedidos dos inúmeros alunos e seguidores da autora em todo o mundo, este livro é um guia prático e inspirador para todos os interessados em se dedicar à cura e em melhorar sua qualidade de vida.

EDITORA PENSAMENTO